癌症·医生说

癌症患者疼痛的自我管理

总主编◎程向东　朱利明

主　编◎龚黎燕

中国健康传媒集团

中国医药科技出版社

内 容 提 要

本书为"癌症·医生说"分册之一，主要介绍了癌痛的一些相关知识，包括常用于癌痛的药物、药物不良反应、微创介入治疗等其他止痛手段、中医治疗以及癌痛相关的饮食管理等等，同时也展示了肿瘤防治中真实、感人的故事，给患者及家属以力量。全书采用问答形式进行详细介绍，语言通俗易懂，适合广大读者特别是肿瘤患者及其家属参考阅读。争取让每位患者以及家属"一册在手，癌痛无忧"，让本书成为广大癌痛病友们抗癌道路上的一盏明灯，一同携手战胜癌痛，战胜疾病，真正控制癌痛，享有高品质的生活！

图书在版编目（CIP）数据

癌症患者疼痛的自我管理 / 龚黎燕主编 . —北京：中国医药科技出版社，2023.10
（癌症·医生说）
ISBN 978-7-5214-4070-6

Ⅰ . ①癌… Ⅱ . ①龚… Ⅲ . ①癌—疼痛—防治 Ⅳ . ① R730.5

中国国家版本馆 CIP 数据核字（2023）第 144585 号

美术编辑 陈君杞
版式设计 也 在

出版 **中国健康传媒集团** | **中国医药科技出版社**
地址 北京市海淀区文慧园北路甲 22 号
邮编 100082
电话 发行：010-62227427 邮购：010-62236938
网址 www.cmstp.com
规格 710×1000mm $^1/_{16}$
印张 12$^1/_2$
字数 173 千字
版次 2023 年 10 月第 1 版
印次 2023 年 10 月第 1 次印刷
印刷 北京盛通印刷股份有限公司
经销 全国各地新华书店
书号 ISBN 978-7-5214-4070-6
定价 **45.00 元**

获取新书信息、投稿、为图书纠错，请扫码联系我们。

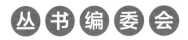

丛书编委会

总主编 程向东　朱利明

编　委（按姓氏笔画排序）

王　增　白　璐　季永领

俞新燕　施　亮　洪　卫

姚庆华　龚黎燕　曾　剑

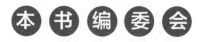

序

癌症，众病之王。

根据最新的统计报告显示，截至2020年，全球每年新发癌症病例数约为1930万；预计到2040年，全球癌症病例数将达到2840万，比2020年增加47%。现在，癌症不仅仅是一类疾病，更是全人类面临的巨大健康挑战，无论是患者本人还是他们的家人，都深受其害。

我的一位朋友曾向我诉说，当他被医生告知患上癌症时，内心瞬间沉浸在无尽的恐惧与焦虑之中。它是谁？它会怎么样？应该去找谁？如何把它赶走？要做些什么准备？这些都不知道！他说，癌症就像一个满怀敌意、全副武装的不速之客，凭空闯入他的生活，让他和家人一下子陷入恐惧、无助和绝望的深渊。

庆幸的是，我这位朋友的故事还算比较圆满。他在治愈后专程过来谢我，感谢我给他介绍了一位好专家。专家详细地向他解释病情、诊疗方法和预后，还有诊疗中的各种可能性，让他心里有了底。他说我和专家在他最困难的时候给了他一家人希望与勇气！

现阶段，我们国家还存在优质医疗资源不足的问题，很多时候专家面对着无数患者渴求的眼神，却无法给予更多的时间解读病情和治疗方案，对这些癌症患者而言，他们该怎么办？

这个时候，面向大众的癌症知识科普就显得尤为重要，而由一线临床专家根据癌症诊疗的最新进展、实践问题，并结合患者实际需求撰写的癌症知识科普书籍更是难能可贵。

健康中国需要科学普及。作为一名从事生物分析化学的科学家，我目前带领中国科学院基础医学与肿瘤研究所和浙江省肿瘤医院的专家们进行着癌症研究的攻关。身处癌症领域，我目睹了许多患者的苦难和挣扎，也见证了现代医学在癌症领域取得的突破性进展。我深知，想要更好地理解癌症、预防癌症，并帮助患者战胜癌症，我们有责任搭建科普的桥梁，将癌症科学知识传播给更广泛的群体。因此，我非常高兴地向大众推荐《癌症·医生说》这套关于癌症的科普丛书。

这套丛书不仅涵盖了癌症手术治疗、放射治疗、内科治疗等基本诊疗手段、诊疗进展和新疗法，还从营养指导、癌痛管理、心理调试、家庭照护、用药管理等方面入手，以一问一答的形式解答患者和家属在诊疗及康复等过程中存在的各类问题。各分册同时结合真实的抗癌故事，以生动的案例帮助患者及家属树立科学的肿瘤治疗观念和战胜癌症的信心。这种从案例中寻找心理和情感支持的方式，将有助于患者及家属积极地面对困难，帮助他们重获正向的生活态度和心灵的平衡。

丛书的总主编分别是浙江省肿瘤医院党委书记程向东和党委委员、院长助理朱利明。程向东不仅是一位非常优秀的外科专家，还是中国抗癌协会副理事长、科技部国家重点研发计划等项目的首席科学家，在癌症防治领域功勋卓著。朱利明是肿瘤内科的临床专家，还兼任中华预防医学会叙事医学分会副主任委员，在医学人文领域有深厚的造诣，他一贯认为临床医生做科普工作散发的是医生的温度。而各分册的主编、副主编及编委们基本都来自于浙江省肿瘤医院，他们或是学科带头人，或是资深的临床、护理专家和药学专家。他们把艰涩难懂的专业知识用简洁通俗、系统而且富有条理的方式介绍给广大读者，无论您是否有医学背景，都能轻松地理解书中的知识。

《癌症·医生说》丛书不仅适用于癌症患者和家属等一般读者，也适用于从事医学以及相关领域的专业人士。通过阅读本丛书，读者可以了解癌症诊疗、康复、家庭照护等患者日常生活需要关注的各方面知识。我相信这套丛书能给读者带来有益的信息和实用的建议，更希望这套丛书能够成为读者的"亲密伙伴"，为读者提供可靠的指导和必要的帮助，还有希望、勇气和力量！

中国科学院院士

发展中国家科学院院士

中国科学院杭州医学研究所所长

浙江省肿瘤医院院长

2023 年 7 月

前　言

癌症是危害我国人民群众生命健康的重大疾病。疼痛是癌症患者常见的伴随症状，晚期癌症中大约有 60%~80% 的患者出现疼痛，90% 的癌症患者都会在患癌的某一时期内经历疼痛。癌痛严重影响生活质量，但受认知、理念等影响，大家对癌痛所需要的药物，尤其是以吗啡为代表的阿片类药物顾虑极大，常常表现为"害怕上瘾、一味忍痛"。临床上经常会有患者或家属的想法是："吗啡是毒品，用了会上瘾，痛了还是熬一熬吧""现在就用吗啡，疼痛加剧了怎么办，会没有药用的"。这说明很多人不了解癌痛和癌痛的治疗。其实，癌痛治疗药物就像手术刀，在外科医生手里是救命的工具，在凶徒手上可能会成为杀人利器，但这并不意味手术刀就不应该使用。同样的逻辑，阿片类药物是药品还是毒品，取决于使用它们的目的、方法，以及管理手段。另外，对于部分使用阿片类药物止痛效果不好，或者不能耐受止痛药物不良反应的癌痛患者，医生还可以通过微创治疗，比如鞘内镇痛、PCA 技术等来缓解癌痛。总之，我们可以负责任地告诉大家：规范地治疗癌痛，绝大部分癌痛都可以得到很好的控制；在专业医生的指导下使用，止痛药物"上瘾"的可能性微乎其微。

随着互联网的普及，很多癌痛患者及其家属习惯从网络或专业书籍中去寻求相关指导，但网络上"只言片语"或"七嘴八舌"

的解答往往解决不了问题，书籍上各种专业性极强的词汇又存在着理解上的困难。因此本书旨在从专业角度出发，用通俗易懂的语言，介绍癌痛的一些相关知识，包括常用于癌痛的药物、药物不良反应、微创镇痛技术等其他止痛手段、中医治疗以及癌痛相关的饮食管理，等等。编写本书的专家在临床上具有丰富的治疗经验，选取癌痛治疗中患者咨询医生频率最高的问题，也是大家最为困惑的问题，予以专业准确、简洁易懂的解答，争取让每位患者以及家属"一册在手，癌痛无忧"，让本书成为广大癌痛患者抗癌道路上的一盏明灯，一同携手战胜癌痛，战胜疾病，真正控制癌痛，享有高品质的生活！

编者

2023 年 7 月

目 录

第一章
癌痛的基本常识

第二章
癌痛的药物治疗

第三章

癌痛药物的不良反应

第四章

癌痛的合理用药

第五章
癌痛与放疗

第六章
癌痛的微创镇痛技术

第七章

PCA 镇痛技术

第八章

癌痛的鞘内镇痛和脊髓电刺激

第九章

癌痛的介入治疗

第十章
癌痛与中医药

第十一章
癌痛与针灸理疗

第十二章
癌痛与饮食

第十三章
镇痛药的居家管理

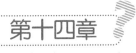

第十四章
我和癌痛那些事

第一章
癌痛的基本常识

01 癌痛，不仅是一种感觉上的痛苦体验

2016 年国际疼痛研究学会（IASP）将疼痛定义更新为"是一种与实际或潜在的组织损伤相关，包括了感觉、情感、认知和社会部分的（因素）的痛苦体验"，这个定义涵盖了癌症疼痛的本质，包括了感觉、情感、认知、社会 4 个维度。癌痛，来源上是和肿瘤本身相关的、抗肿瘤治疗（手术、化疗）引起的以及肿瘤间接相关的（比如摔跤外伤）疼痛，不仅包括感觉和情绪上的异常，还包括了认知和社会方面的异常。通俗地讲，人类和动物的区别在于人类有语言功能，且人类善于思考，因此癌性疼痛给患者带来的远远不止躯体上的痛苦，还有心理上的折磨，导致患者和周围人群交流产生了障碍，这种痛苦严重影响着患者的生存质量，让人身心俱疲。很多患者说：不怕癌症，就怕癌痛。正确认识癌痛，规范治疗癌痛，对于患者和家属都十分重要。

02 癌症怎么就产生了痛？为什么良性的疾病就不会痛？

癌痛的原因复杂多样，大致可分为以下 3 类。

肿瘤相关性疼痛

因为肿瘤直接侵犯、压迫局部组织，或者肿瘤转移累及骨、软组织等所致。这个原因是临床上最多见的。比如肺癌侵犯胸膜导致的胸痛，肝癌侵犯肝包膜导致的腹痛。如果病变是良性的，就算长得比较大也很少侵犯其他组织，更不会破坏骨质、发生转移。这是良、恶性疾病的一

个本质区别，也是良性疾病一般不痛的原因所在。

·抗肿瘤治疗相关性疼痛

常由于手术、创伤性操作、放射治疗、其他物理治疗以及药物治疗等抗肿瘤治疗所致。比如，有些化疗药如奥沙利铂、紫杉醇产生的神经毒性就会引起手、脚的麻木痛，这个也算是癌痛。

·非肿瘤因素性疼痛

由于患者的其他合并症、并发症以及社会心理因素等非肿瘤因素所致的疼痛。肿瘤患者处于抑郁状态的较多见，抑郁本身就会引起疼痛。

03 出现触电样、撕裂样、蚂蚁爬样的痛，多半是癌痛中的神经痛

癌痛如果按照病理生理学机制来分类的话，可以分为神经病理性疼痛和伤害感受性疼痛两种类型。

·神经病理性疼痛

也就是"神经痛"。这种痛一般疼痛时间比较长，多数发生在癌痛出现后 3 个月以上。由于癌痛前期控制得不好，外周神经或中枢神经反复遭到疼痛刺激出现了异常，也有一部分是痛觉传递神经纤维产生异常神经冲动所致。神经病理性疼痛表现为刺痛、蚁行样或烧灼样/寒冷样痛、放电样痛、枪击样痛、麻木痛、幻觉痛，也有一部分患者会出现自发性疼痛、痛觉过敏和痛觉超敏。比如说，明明只是和患者的皮肤轻微接触，患者会感到"撕裂样的疼痛"。有些患者由于疾病关系需要截肢，手术后

却会感受到已经被截去的不复存在的肢体的疼痛，医学上称为"幻肢痛"。这种疼痛仅仅使用阿片类药物治疗往往不够，需要联合其他药物比如抗惊厥药、抗抑郁药，或者需要动用微创手段来镇痛。

· 伤害感受性疼痛

肿瘤病灶直接作用于躯体或脏器组织，破坏结构导致的疼痛。这种疼痛包括躯体痛和内脏痛，往往表现得比较直截了当。像躯体痛，一般定位准确，都是"哪里出问题哪里痛"，常表现为钝痛、锐痛或者压迫性疼痛，比如说肩胛骨骨质有肿瘤转移灶侵犯导致出现肩膀痛。而内脏痛则因为内脏神经的分布特点，疼痛常表现为弥漫性疼痛和绞痛，定位不够准确。比如胃或肠的恶性肿瘤，往往都表现为"肚子痛"。

04 听说所有肿瘤患者到晚期都会发生疼痛？癌痛代表着没治了？

科学地讲，癌痛可以发生在肿瘤的每一个阶段，只不过晚期更加常见。癌痛是晚期肿瘤患者最常见的症状之一，66%~80% 癌症晚期患者会出现疼痛，但并非所有晚期患者都会伴有疼痛。初诊癌症患者和正在接受治疗的癌症患者癌痛的发生率分别为约 25% 和 55%，由此可见，不是所有肿瘤晚期患者都发生癌痛，同样地，肿瘤患者出现癌痛也不一定就是肿瘤晚期，这和肿瘤生长的位置相关，如果发现及时，也有治愈的机会。

05 癌痛只能用药物控制，别无他法？

俗话说"治病求本"，癌痛的治疗既要对症，也要对因。对症就是各种镇痛手段，可以是镇痛药物，也可以是一些微创镇痛手段比如神经阻断、椎体成形术。对因则是针对肿瘤情况，制定合适的抗肿瘤治疗方案。这两者相辅相成，同样重要，并不冲突。从整个疾病的治疗角度而言，综合治疗效果更好，控制癌痛，提高生活质量，更有助于控制疾病。

06 作为癌痛患者的家属，千万别劝患者忍痛

癌痛是什么感觉？有患者这么形容头颈部肿瘤的咽痛：吞口水就像是吃碎玻璃渣子。这种疼痛一直存在，反反复复，不断加重，没有尽头。家属劝患者忍痛，有的是担心没到最后关头，用麻药不好，会上瘾的；亦或者是"以后会没药用的"；有的是担心过于强调疼痛会影响医生对疾病的判断，万一不痛了，病情也被掩盖了；甚至还有人担心麻药不良反应太大，会使人神志不清，林林总总，不一而足。这些因为不了解癌痛的危害性而善意的劝导恰恰会成为患者最为痛苦的经历。家属应该引导患者及时向医护人员表达疼痛情况，及时控制疼痛，这样才能最大限度帮助患者；同时镇痛也绝不耽误抗肿瘤治疗的时机，还对延长患者的生存时间有利。再次强调，千万不要劝患者忍痛。

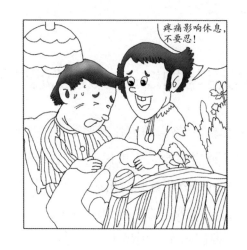

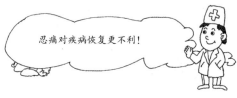

07 如何认识肿瘤患者的腹胀？这是癌痛吗？

一些消化道恶性肿瘤、妇科恶性肿瘤患者会出现腹胀，有时是伴有腹水，有时是胀气，这种鼓胀不断加剧就形成了胀痛。这样的腹胀痛也属于癌痛，十分影响生活质量。从原因上分析，腹盆腔原发或转移瘤、肿瘤相关性肠梗阻、腹膜原发或转移瘤等均会导致患者出现长期腹胀。但是，肿瘤患者腹部胀痛不一定都和肿瘤相关，比如消化不良、进食不规律、进食不容易消化的食物，都可导致胃肠道的蠕动能力下降，产生腹胀；另外也可因为进食不当引起的肠道产气过多而腹胀，这时出现的胀痛就不宜使用镇痛药处理了。所以当肿瘤患者出现腹胀痛时，需要进行仔细检查，明确原因，才能对症下药。

08 癌痛必须忍？听说疼痛是肿瘤发展的必然结果，躲不开吗？

这个观念是错误的。癌痛需要尽早进行镇痛治疗，不必也不能忍，忍痛患者最吃亏。癌痛是一种慢性疼痛，一般是持续存在、阵发加剧的。疾病一旦进展，意味着组织损伤的程度越来越严重，疼痛感也会越来越重。由此可见，癌痛并不是忍一忍就会过去的，一味忍受反而会越来越严重。因为忍痛，导致长期吃不好、睡不着就会导致身体抵抗力下降，而肿瘤细胞一般在人体抵抗力较差时发展更为迅速，加速疾病进程。所以切记癌痛不要忍！另外，在恶性肿瘤整个病程发展中，癌痛确实多见，但并不是疾病发展的必然阶段，也就是说并非所有肿瘤患者都会产生癌痛，一旦发生完全可以正规治疗，不必躲着或熬着。

09 镇痛治疗，是吃药好还是打针好？

看疼痛情况的需求。临床很多癌痛患者和家属都认为"痛了打一针"是最好的止痛方法，这其实是一个很大的误区。吗啡针剂属于即释阿片类药物，起效确实比吗啡片剂快（即释吗啡口服 1 小时达峰，皮下注射 30 分钟达峰，静脉注射 15 分钟达峰），药效大约维持 4 小时左右，药效一过就需要重复给药。当处于癌痛滴定或爆发痛处理阶段时，吗啡针剂是正确选择（吗啡片剂也可以选择）；在重度癌痛需要立即镇痛时，注射吗啡针剂也非常给力。但在慢性疼痛的长期管理中，反复打针止疼的治疗方式并不提倡，口服缓释阿片类药物或使用阿片类药物的透皮贴剂更适合。

⑩ 早期肺癌手术后既没复发也没转移，为什么还会胸痛？

早期肺癌患者开刀后复查无复发转移，仍然会有一部分患者会有胸痛症状。一般肺癌手术后胸痛主要来源有三个方面，一是在手术刀切进胸壁的时候，切口损伤甚至切断肋间神经。即使使用了胸腔镜下的微创手术，还是会因为肋间神经的损伤导致术后疼痛。有的人甚至左侧的手术，会出现右侧疼痛。另一种是因为手术当中要切开两层胸膜，胸膜布满了大量的痛觉神经，即使手术离断了痛觉神经也会产生疼痛，这种疼痛是持续性的，有时候会越来越厉害。还有一些疤痕体质的人，在手术伤口完全愈合后，胸膜上会长出大量的疤痕，在呼吸的时候，两层胸膜产生摩擦而导致疼痛，而且疼痛有可能会越来越严重。这样的胸痛确实和肿瘤进展没有关系，但很影响生活质量，需要及时就医。可以通过药物镇痛，也可以通过微创治疗来镇痛。

⑪ 癌痛，该挂肿瘤科还是疼痛科的号？

很多人认为去医院看病并不是光去看个"痛"的，当然应该在肿瘤科就诊。再说，只要肿瘤有治，疼痛也会好起来嘛。这种想法有一定道理。肿瘤科的医生对癌痛的治疗有相当的了解，在处理原发肿瘤的同时也会顺手把疼痛处理了，一般以药物治疗为主。因此，对于一些遵照WHO 三阶梯镇痛原则能处理好的不复杂的癌痛，确实可以不去疼痛科。疼痛科的医生最擅长用微创技术治疗癌痛，比如痛点注射、神经毁损、鞘内镇痛、脊髓电刺激等，所以在肿瘤科经药物治疗后效果不佳的，或者一些疼痛症状严重、需要先行治疗癌痛的，有进行微创技术镇痛指征的患者，可以先在疼痛科就诊。癌痛其实非常复杂，如果有些患者因为恶性肿瘤骨转移发生病理性骨折导致了疼痛并伴有躯体功能障碍（截瘫），那必须先去骨科治疗。由此可见，癌痛的治疗不仅仅是肿瘤科或疼痛科的问题，既需要关注肿瘤本身，又需要做好症状管理，牵涉到很多学科，比如放疗、介入等科室，所以一些具备条件的医院，现在都在逐步开展癌痛的多学科团队协作。

⑫ ECT（全身骨扫描）检查提示多发骨转移，但没有疼痛感，是不是检查不准确？

根据骨转移位置和发展不同，疼痛的出现时间、程度不尽相同，并不是所有的骨转移都会出现症状，大约一半的骨转移是没有症状的，可以没有疼痛。ECT，也就是全身骨骼扫描，这个检查利用了核素和骨亲和力强的特性，能尽早发现骨转移癌，可以比 X 光检查提早半年。所以检查提示骨转移，但是没有疼痛是正常的现象，不代表检查不准确，此时可加做相应部位的磁共振检查，有助于确诊。话说回来，骨转移患者最常见的症状就是疼痛，约占有症状患者的 70%，而且疼痛往往是骨转移患者的第一症状，一旦有了骨痛的情况还是要尽早做 ECT、MRI 等检查明确诊断。

⑬ 化疗后的疼痛是化疗药不良反应闹的吗？

化疗后疼痛的相当一部分原因是化疗药物的不良反应导致的。一些化疗药物比如紫杉醇类使用后容易发生肌肉、关节疼痛的不良反应；另一些化疗药如顺铂、奥沙利铂等药物容易导致周围神经病变，出现肢端如双手、双足的麻木、酸胀、疼痛等症状；还有一些化疗药物如卡培他滨等药物使用后会出现手足综合征，表现为手脚蜕皮、色素沉着，甚至溃疡，也会出现手脚的疼痛。不仅是化疗药，目前新型抗肿瘤药物层出不穷，比如蛋白酶体抑制剂硼替佐米、抗体偶联药物维迪西妥单抗，以及一些靶向治疗药物仑伐替尼等等，这些药物在延长患者生存的同时不可避免地带来一些不良反应，周围神经毒性就是这些药物最常见的。这种疼痛有时候相当顽固，治疗上可以采用综合手段，除了口服镇痛药以外，补充 B 族维生素、中药浸泡、外用一些软膏都行。

另外，为肿瘤患者注射化疗药物后，会引起肿瘤细胞凋亡或坏死，而这些细胞对人体来说是异物，人体会对其产生无菌性炎症反应，反应过后，肿瘤局部就会有疼痛的感觉，也称为收缩疼，会引起局部牵拉样的不适。

⑭ 不动不痛，一动就痛得厉害，怎么回事？

这种现象医生会称之为"体位性疼痛"。这是因为身体活动后容易加重或引起肿瘤对中枢或周围神经的压迫和刺激，导致体位一改变疼痛就加剧。比如胰腺癌患者容易被动体位，向左侧卧位时疼痛会减轻一些。又比如胸椎或腰椎骨转移的患者，因为骨质被破坏，平卧不动时无疼痛，轻微移动身体就疼痛难忍。而肩胛骨、锁骨骨质有转移的患者，往往是一侧上肢不能活动，一动就痛。复旦大学青年教师于娟因患晚期乳腺癌，在《此生未完成》自传体书中描述了自己癌痛和身体活动的感受："痛得纹丝不能动""清洁工拖把碰到床脚引起轻微震动，我的骨头都会因癌痛而晕死过去"，当然了这种属于极端情况。

减少这种活动相关性疼痛主要是找到疼痛的原因，对症下药，具体处理方式包括药物镇痛治疗、PCA 镇痛治疗、介入治疗、椎体成形术或放化疗等抗肿瘤治疗这些综合方法。值得注意的是，这样的疼痛仅仅靠口服或贴皮阿片类药物的加量是无法缓解的，一定要及时就医。

⑮ 疼痛又反复了，已经停掉的"麻药"可以直接用回去吗?

不建议"直接用回去"这么简单粗暴。疾病有反复，可能和之前的病情不太一样，建议及时就医，再次全面综合评估疼痛情况，尤其是癌痛的程度。如果属于轻度疼痛，可能使用非阿片类药物即可;如果属于中重度疼痛，可以再次短效阿片类药物滴定判定使用剂量后再转换成缓释阿片类药物。

⑯ 医生要求"描述一下疼痛有几分"，这是什么意思?

这是医生在进行癌痛的量化评估，也是决定用什么镇痛药前的重要环节。疼痛是非常主观的感受，也没法通过验血、拍片来检测疼痛程度。癌痛的量化评估就是采用一些医学标准，比如疼痛数字分级法来评估患者疼痛的严重程度，需要患者的密切配合。以数字分级法（NRS）为例，总共有 0 到 10 共 11 个数字。0 分代表不痛，1~3 分为轻度疼痛，4~6 分时为中度疼痛，7~10 分时属于重度疼痛。而 4 分是非常重要的一个评估点，主要标准就是疼痛开始影响睡眠，让患者睡不着觉或会痛醒。疼痛达到或者超过 4 分代表应该使用阿片类药物镇痛。

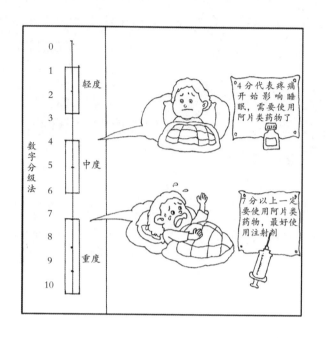

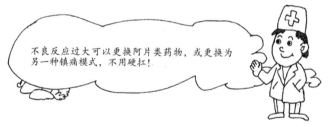

17 "麻药"要到"疾病实在没办法了"才能用，否则"再痛得厉害就没药了"，这是正确的吗？

这个观念绝对错误，也是很多肿瘤患者对癌痛用药的常见误区。癌痛的治疗原则是尽早服用镇痛药物，尽量使患者无痛，不提倡患者忍受痛苦。目前国内外的权威指南都指出，吗啡等强阿片类药物在疼痛影响睡眠时（相当于数字分级法中的 4 分）就应该使用。阿片类药物的剂量需要逐步调整，镇痛不理想时可以通过增加剂量、增加辅助药物，或者一些微创技术来处理难治、顽固的癌性疼痛。所以，请不要担心没有药，而是应该及时和医务人员反映疼痛情况，这样更有利于医生及时评估病情、调整治疗手段，患者也能及时镇痛、改善生活质量。

⑱ 同样是镇痛，为什么患者之间"麻药"剂量会相差这么大？

这是正常现象。就算是癌痛程度相仿的两个患者，镇痛需要的阿片类药物剂量可能也有天壤之别。这并不能说药物剂量大的那个患者病情就一定更重。以吗啡为例，镇痛效果在个体之间存在广泛差异，造成这些差异的因素有很多，比如先天性的因素像药物代谢酶、阿片受体和药物作用靶点的基因多态性等等。又比如后天性的因素：酗酒的患者多半需要更大剂量的阿片类药物。所以临床上对于需要使用阿片类药物镇痛的癌痛患者有一个剂量摸索过程，医学上称为"滴定"。在同一个患者身上，当疾病发生变化的时候，药物的剂量也会变化，有些患者所需要的吗啡剂量是相当大的。举个例子，以色列有一家宁养院总结了 1996 年 1 月到 1997 年 12 月治疗的 453 例癌痛患者，其中 12.14% 的患者所需的吗啡剂量超过 300mg/ 天，8% 的患者需要 600mg/ 天以上的吗啡才能有效地控制癌痛。总之，剂量差异客观看待即可，不必纠结。

第二章
癌痛的药物治疗

01. 常用的癌痛镇痛药物，能在小区药店买到吗？

02. 这么多的镇痛药，怎么选？

03. 癌痛是个慢性病，镇痛药长期吃安全吗？

04. 可待因这个药经常用于癌性疼痛吗？

05. 氨酚羟考酮片剂配药是方便，长期使用需注意
    什么？

    ……

01 常用的癌痛镇痛药物，能在小区药店买到吗?

不见得。目前常用的镇痛药物种类很多，总的来说大概分为三类，包括非甾体抗炎药、阿片类镇痛药和辅助镇痛药。零售药店里可以买到一些非处方的非甾体药物，像我们平时容易用到的布洛芬、双氯芬酸、散利痛、吲哚美辛栓等，还有些属于处方药，无法直接购买，比如氨酚羟考酮等。另一大类就是阿片类镇痛药，也就是我们平时说的麻醉药品，又可分为弱阿片类药物和强阿片类药物，这是必须去医院相关科室开具的处方药。弱阿片类药物可用于轻至中度癌痛的治疗，如可待因、曲马多等。强阿片类药物用于中重度癌痛的治疗，像吗啡、羟考酮缓释片、芬太尼贴剂、氢吗啡酮和美沙酮等。第三类称为辅助镇痛药，这一类药并不是专门针对癌痛的，通常是与阿片类药物联用来增强镇痛效果，比如治疗与癌症相关的骨痛、神经病理性疼痛（针刺样、牵拉样、电击样、撕裂样、麻木样痛）等，例如加巴喷丁、普瑞巴林，以及一些抗抑郁药、破骨细胞抑制剂（双磷酸盐）等，这些药物用于治疗癌痛的剂量往往比较个体化，也属于处方药，必须在医院就诊后才能使用。

02 这么多的镇痛药，怎么选?

首先不回避癌痛这个问题，有许多患者宁愿疼死也不使用镇痛药。在这里要告诉每一位患者，癌痛治疗也是癌症整体治疗中重要的一部分，如果患者出现明确的影响生活或睡眠的疼痛，就应该采用合适的镇痛药。通过规范的药物治疗可以有效缓解疼痛，从而有利于患者更好地配合后续的抗肿瘤治疗，若抗肿瘤治疗起效后疼痛减轻，可以再逐渐停用止痛药。

选择药物之前可以通过前文介绍的数字分级法来评估疼痛，或者脸谱法也十分简单可行，如下图：1~3 分疼痛为轻度疼痛，这个疼痛程度一般不影响夜间睡眠，在此范围内用药与否可以随患者意愿。4~6 分疼痛为中度疼痛，明显影响睡眠。比如患者好不容易睡着了，过一会儿被疼醒了，或者因疼痛根本无法入睡。达到以及超过 4 分的疼痛就应该使用阿片类药物了，也就是"麻醉药品"。7~10 分疼痛为重度疼痛，患者会因为疼痛彻夜难眠，甚至情绪崩溃、嚎啕大哭、痛不欲生。这个阶段需要重视，建议及时去医院注射阿片类药物，可能仅使用口服阿片类药物还不能充分镇痛。

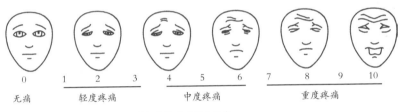

面部表情疼痛评分量表

轻度的疼痛，可选用非甾体抗炎药，如布洛芬、扶他林、塞来昔布胶囊等我们日常在药店就能买到的药物，但这类药物存在天花板效应。所谓天花板效应，就是上述止痛药达到一定剂量后，即使再加量也不能增加止痛的效果，反而会明显增加不良反应。部分患者可以考虑弱阿片类药物，如可待因、曲马多等，不过这类药物也有最大剂量限制，如果疼痛控制不好就应调整。

中重度疼痛，首选强阿片类药物，如吗啡、羟考酮缓释片、芬太尼贴剂、氢吗啡酮和美沙酮等，必要时联合辅助镇痛药物，像加巴喷丁、普瑞巴林、抗抑郁药、双磷酸盐等，用于治疗与癌症相关的骨痛、神经病理性疼痛（针刺样、牵拉样、电击样、撕裂样、麻木样痛）等。但一定要在专业的疼痛科或肿瘤科医生指导下服用，如果服用后疼痛控制欠佳或药物不良反应很大，也要及时就诊。

03 癌痛是个慢性病，镇痛药长期吃安全吗?

能否长期服药要看药物种类和患者的身体状况。前面我们已经提到，目前癌痛的镇痛药主要分为三类，非甾体抗炎药、阿片类镇痛药和辅助镇痛药。非甾体抗炎药，比如双氯芬酸二乙胺、布洛芬等，存在胃肠道、心血管、肝肾功能等方面的不良反应。再如塞来昔布，虽然对胃肠道刺激很小，但是对心功能还是造成了负担。这些非甾体药物多数具有天花板效应，一般不建议长期服用。若真有长期镇痛的需求，应注意调整，至少也得注意监测。比如，老年癌痛患者中合并冠心病的很多，如果心功能不佳的，一定要注意。

强阿片类镇痛药适合慢性癌痛患者长期服用。有时候，担心成瘾是大部分患者不敢长期服药的主要原因。事实上，平时我们说的"瘾君子"主要是为了追求用药后的欣快感而反复地、不择手段地使用阿片类药物，甚至向静脉里一次性注射大量药物，使血内药物浓度突然增高，脑内浓度也明显增高，这样容易出现成瘾。而我们现在止痛所用的阿片类药物多数采用了现代高科技手段，做成了控缓释剂型，使药物能持续、缓慢地释放、吸收，这样能保持相对稳定的血药浓度，不至于出现血药浓度的快速波动，因而成瘾的现象极其罕见。据统计，长期服用吗啡或其他阿片类药物的患者中，成瘾的患者只占 0.029% 和 0.033%，可见患者无需因为担心成瘾而不敢服用阿片类药物。倒是有些患者会出现严重的不良反应比如严重便秘、肠梗阻、嗜睡、呼吸抑制等，可以考虑轮换为另一种阿片类药物或考虑使用微创技术镇痛。

辅助镇痛药种类比较多。像抗抑郁药、抗惊厥药，只要不存在用药禁忌证，长期服药也是可行的。

04 可待因这个药经常用于癌性疼痛吗？

可待因属于弱阿片类药物，具有镇咳、镇痛和镇静作用，现在临床上主要用于镇咳。可待因镇咳作用为吗啡的 1/4，镇痛作用仅为吗啡的 1/12~1/7。可待因进入人体后，需要经过肝脏转化成吗啡样的物质来起到镇痛作用，所以要用于镇痛的话还不如直接用吗啡。现在医院里处方的可待因片剂主要用于镇咳。可待因也可以和一些解热镇痛药混合起来做成复方制剂（比如氨酚可待因、洛芬待因等），可以用于轻度的癌痛镇痛治疗，不过这些复方制剂中含有的解热镇痛药成分具有天花板效应，也就是说这样的复方制剂也不能无限加量。由于可待因镇痛能力有限，这些复方制剂也不适合中度及以上的慢性癌痛患者长期使用。

05 氨酚羟考酮片剂配药是方便，长期使用需注意什么？

氨酚羟考酮片是一种复方镇痛药，每片含有羟考酮 5mg，对乙酰氨基酚 325mg，在我国属于第二类精神药品，适用于各种原因引起的急慢性疼痛、癌痛或非癌性的疼痛（比如牙痛、偏头痛）。在医院配药时，不需要红处方、办麻醉病历卡，是它的便利之处。对于轻度癌痛患者来说，氨酚羟考酮片常规剂量为每 6 小时服用一片，24 小时内不能超过 4 片。请注意，如果疼痛达到中重度（也就是疼痛已影响睡眠），就应该直接选用强阿片类药物，而不是一味加大氨酚羟考酮剂量，不能因为贪图配药方便就忽视了用药安全。氨酚羟考酮片剂中含有对乙酰氨基酚，这个成分属于苯胺类非甾体消炎镇痛药，对于消化道功能不佳的（比如胃溃疡）、肝功能不好的、肾功能不全的、凝血功能有问题的（比如血小板很低容易出血的）患者很不友好，长时间使用一定要注意消化道出血、肝功能损害、胃溃疡发作等病例。国外对乙酰氨基酚使用更多，每年都有因为超量或者反复应用发生肝毒性致死的病例。我国目前要求成人对乙酰氨基酚用量 24 小时不能超过 2g（也就是 4 片）。就算不超过这个用量，长期、反复地用药也有毒性的累积，所以对于慢性癌痛需要长期用药的患者，我们不建议长期使用复方制剂，不如使用强阿片类缓释制剂更为安全、有效。

06 药店能买到的非处方镇痛药，目前能镇住痛，可以继续吃吗？

长期吃都有问题。布洛芬属于非甾体消炎镇痛药（非甾体消炎镇痛药医学上的缩写是 NSAIDs），和它同类药物还有萘普生、双氯芬酸等。医学上的权威指南指出：对于成人癌痛，患者既往使用过的、有效且耐受良好的 NSAIDs 类药物均可再次使用，否则，考虑使用布洛芬直至最大量（布洛芬的最大量是 24 小时 3200mg）。由此可见，布洛芬对于癌痛是个有效的药物。问题出在"长期使用"以及一些高危人群上。非甾体消炎镇痛药不良反应主要在于胃肠道，容易出现胃部不适，严重的患者甚至会出现胃出血，所以有胃溃疡病史的患者不建议使用。对阿司匹林或其他非甾体抗炎药过敏者可能出现交叉过敏反应，也得禁用。另外，有哮喘、心功能不全、高血压、出血性疾病、有消化道溃疡病史、肾功能不全、视力障碍、血象异常的患者要慎用。而慢性癌痛患者，临床中高龄（60 岁以上）合并冠心病、哮喘、严重痛风、胃溃疡、肾功能不全的不在少数，所以长期用药一定要注意安全。NSAIDs 这类药物，超过规定剂量后，即使再加量也不能增加止痛的效果，反而会明显增加不良反应，

总体而言在慢性癌痛患者中并不建议长期使用，如果疼痛持续控制不好，就应该考虑进行药物的调整。如果是长期用药的患者，一定记得定期检查血象及监测心、肝、肾功能变化，若出现胃痛、胃烧灼感应停药。

07 复方对乙酰氨基酚片镇痛有效，癌痛患者能长期用吗？

复方对乙酰氨基酚片是个复方制剂，每片含对乙酰氨基酚 250mg、异丙安替比林 150mg、无水咖啡因 50mg，是个非处方药，购药容易，对一些较轻的癌痛也有效。但这个药只适合短期的镇痛，比如牙痛、关节痛、痛经之类，用药时间不建议超过 5 天，对于需要长期使用镇痛药的癌痛患者而言是很不适合的。由于对乙酰氨基酚的不良反应，肝肾功能有问题、既往对阿司匹林有过敏反应的患者，无论是不是癌痛都应该慎用。

08 吗啡和杜冷丁，都是麻醉药品，哪个适用于癌痛？

很多人都认为晚期癌痛最后要用上杜冷丁，事实上对于癌性疼痛的治疗并不推荐使用杜冷丁。主要原因有：①杜冷丁在体内的代谢物去甲杜冷丁半衰期较长，不易排出体外，长期应用会造成去甲杜冷丁在体内的蓄积。而去甲杜冷丁具有明显的神经毒性，容易出现震颤、精神错乱、惊厥等中枢神经系统的中毒症状。注意，这个是中毒，比上瘾还严重呢！②中晚期癌痛患者疼痛频繁，需要反复给患者用药，想要达到同样的止痛效果，需要的杜冷丁剂量是吗啡的 10 倍，而如果用了杜冷丁后再用吗啡，可能就需要增加吗啡的剂量，这也增加了止痛的难度。③杜冷丁只能注射给药，使用途径单一。吗啡不仅有注射剂型，还有口服剂型（包括控缓释制剂），更便于患者自行用药管理。

目前吗啡是全球医学界予以认可的管理癌痛"金标准"药物。杜冷丁目前可以用于胆绞痛、肾绞痛等急性重度疼痛发作，长期应用是不建议的。

09 吗啡、海洛因、鸦片，是毒品还是药品?

三者确实很有渊源。罂粟的果实简单加工后即提炼出第一代阿片类毒品：鸦片，俗称大烟，其所含主要生物碱就是吗啡，在鸦片中的含量平均 10% 左右。鸦片最初是医学上来止痛、镇咳的，之后有人追求使用后的欣快感导致滥用，反噬人体，才成了毒品。1806 年，德国科学家成功地将鸦片中的镇痛成分"吗啡"单独分离出来，为战争中受伤的士兵镇痛，救治了很多伤兵。在战场之外吗啡还可以用于心绞痛，以及镇咳和止泻。但反复注射吗啡确实会形成精神上的依赖，也就是我们俗称的"上瘾"。为了减少这种依赖的形成，1874 年，英国的化学家在吗啡中加入醋酸酐等物质，提炼出一种半合成化衍生物：二乙酰吗啡，也就是海洛因。二乙酰吗啡的止痛效力较吗啡至少提高了 4~8 倍，1898 年拜耳药厂开始规模化生产并正式注册商品名为"海洛因"。海洛因比吗啡的水溶性、脂溶性更大，吸收更快，更容易通过血脑屏障进入神经中枢发挥作用，一经滥用和更改吸食方式，成瘾性比之前的鸦片、吗啡反而更为剧烈。它对人身体器官的伤害是全方位的，大多数成瘾者寿命不长，最终死于各种因毒品导致的继发疾病。海洛因对个人和社会所导致的危害后果，已远远地超过了其医用价值，所以从 1910 年开始，各国已陆续取消海洛因在临床上的应用。

用于慢性癌痛，吗啡在合理、规范的用药指导下"成瘾"可能性很小。在医院里，这是一个需要有精麻药物处方权的医生开具处方、正规用于癌痛治疗的强阿片类药物，是管制药品，也是医学界公认的 WHO 癌痛三阶梯镇痛用药"金标准"药物，它的消耗量是衡量一个国家癌痛控制状况的重要指标。当然，当落入瘾君子手中，为追求欣快感造成"滥用"时，吗啡就会成为毒品。而海洛因，现今是全世界禁止销售、制造、流通的毒品，是绝无可能作为药用的。

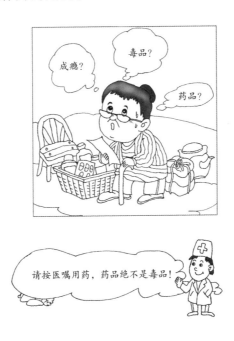

⑩ 癌痛到怎样的疼痛程度可以吃吗啡？

疼痛干扰睡眠／休息就可以开始使用以吗啡为代表的强阿片类药物。疼痛干扰睡眠／休息，这相当于疼痛数字分级法里面的 4 分，这个程度属于癌痛里面的中度疼痛。换句话说，因为疼痛睡不着、没法休息或者半夜会痛醒就可以开始使用强阿片类药物了，不是非得等到痛得熬不住、

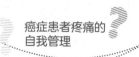
哭出来（这是重度癌痛的特征）或者别的药都止不住才能去用。

⑪ 疾病进展，"麻药"剂量越吃越大，这正常吗？是不是称为"药物滥用"？

癌痛患者在使用阿片类药物后，随着身体对阿片类药物耐受的形成，以及病情的变化（一般是疾病加重，或者疼痛性质有变化），对阿片类药物的剂量需求确实会增长。医护人员会在规范治疗的前提下逐步为患者增加药物剂量，也会根据疼痛特点使用一些辅助药物，或者使用微创手段镇痛，当然，有时候还应该更改抗肿瘤治疗方法。所谓规范的治疗，需要医护人员正确把控药物的剂量、频率、给药方法，为患者平衡好药物的治疗作用和不良反应，这可不是滥用。

阿片类药物的滥用是指"背离了医疗和保健目的，持续或间断地自行过度使用具有依赖性的药物，对用药者的身心造成严重损害，同时严重危害社会"。从这个定义中可以看到，滥用已经脱离了医学治疗范围，这是不正常的，和吸毒、精神依赖形成有关，对个人、对社会都有危害。值得强调的是，阿片类药物的不正当使用就可以带来这种危害，所以，阿片类药物的合理使用以及政府管控药品的流通都是很重要的。

⑫ 药物依赖、精神依赖、上瘾、药物滥用等，这些名词和镇痛有多大关系？

癌痛患者对使用阿片类药物进行治疗的抗拒感基本源于对"成瘾"的恐惧。成瘾是一种疾病，而用药的依从性绝不是成瘾。吗啡这类强阿片类镇痛药成瘾的发生率与药物剂型、给药途径及给药方式有关。

先明确下这几个名词的概念。阿片类药物依赖是指：长期使用和反复滥用阿片类药物后，机体对药物产生的适应现象。当体内有足够药物存在的情况下，能保持正常生理和心理功能平衡，中断或骤减用药后，机体将出现戒断症状。药物依赖包括生理依赖（躯体依赖）和心理依赖（精神依赖）两部分。生理依赖是由反复用药造成的一种生理适应状态，主要表现为耐受性和戒断症状。这其实是身体对阿片类药物的一种适应性状态，如果突然停药、快速减少药物剂量、降低血药浓度和（或）使用拮抗剂后，患者会出现焦虑、易怒、寒战、出汗、关节痛、流泪、恶心、呕吐、腹部绞痛、腹泻等戒断症状，所以才建议长期服药的患者停药不能太过性急。心理依赖是吸毒人员对药品产生的强烈渴求感，需不断滥用来重复体验心理快感（这也是导致复吸的重要原因）。

任何长期连续使用阿片类药物的行为都将会产生躯体依赖，这不会因为减少剂量或完全停药而改变。产生躯体依赖的患者，对药物使用并未失去控制。患者生活质量可以通过用药得到改善，会找医生就诊求助。而上瘾，也就是精神依赖，不是因疼痛需要，而是渴望获得用药后的一种欣快感故而强迫性寻找药物的行为，这会导致身体损伤、心理损伤和社会功能的损害。对成瘾者而言，用药会失去控制，同时会否认用药导致的不良后果，这是"瘾君子"的心理特点。从概念上讲，成瘾的范畴比躯体依赖性小，大部分包含在躯体依赖中，临床上治疗成瘾的重点之一就是治疗躯体依赖。

滥用是指从来都不是为了治疗慢性癌痛而使用阿片类药物。像美国，药物滥用问题十分突出，这是美国20世纪80年代的大麻合法化运动蓬勃发展带来的后果。比如，美国将羟考酮控释片用于非医疗用途的人数从1999年的40万人增加到2003年的280万人，越来越多用于慢性非癌性疼痛。同时，阿片类药物使用过量致死的报告急剧增多，美国阿片类药物有关的死亡相关原因有药物过量、酒精相关疾病、自杀和精神疾病。在酗酒和毒品的背后，总可以看见阿片类药物处方的身影。美国国立药物滥用研究所明确指出：阿片类药物的处方数量全球排名中，美国居首，并存在全球蔓延的趋势。

和欧美诸国国情不同，鸦片给中华民族带来的巨大灾难致使中国患者本能地对吗啡存在排斥心理，导致很多癌痛患者无法获得充分治疗，这也是不可取的。我国的癌痛治疗正在进步中，我们应该认识到，完善的麻精药品管理制度和临床医生的规范用药同样重要。

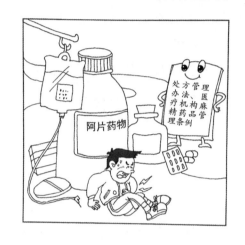

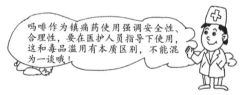

吗啡作为镇痛药使用强调安全性、合理性，要在医护人员指导下使用，这和毒品滥用有本质区别，不能混为一谈哦！

⑬ 听说"麻药"没有极限量，那效果不好的话就一直加下去吗？

不完全对。理论上讲，阿片类药物确实没有天花板效应，如果镇不住痛，通过逐步加量的方式来增加剂量是正确的，有些患者由于个体差异，也确实需要非常大的剂量才能实现镇痛。不过在临床实践中，如果历经2~3次无效的加量，也就是说"加和没加差不多"的结局，那就不应该再把加量视为镇痛唯一手段。尤其是相当多的患者，在经历加量后，疼痛没镇住，不良反应倒是大了不少，像头晕、嗜睡、便秘、恶心，非常影响生活质量。这时候，就一定要改变思路，采用其他手段镇痛。比如，换另一种阿片类药物，或者考虑使用微创技术镇痛。

⑭ 医生经常提到的三阶梯镇痛是什么意思？

这是指世界卫生组织（WHO）1986 年推荐的癌症三阶梯止痛法。简单地说，就是按照癌痛的轻、中、重的程度分别选用第一、二、三阶梯的止痛药物。一阶梯药物指对乙酰氨基酚、非甾体药物，二阶梯镇痛药物指曲马多等弱阿片类药物，三阶梯镇痛药物就是指吗啡、芬太尼、美沙酮、氢吗啡酮这些强阿片类药物，也就是我们常说的"麻药"。三阶梯镇痛药在使用中强调按时、按剂量、尽量口服以及注意患者个体化用药、注意细节管理。这个管理方法较为简单有效，合理应用的话可以控制 70% 的慢性癌痛。鉴于癌痛的复杂性，这个管理方法也将随着疼痛医学的前进不断丰富内容。

⑮ 2 种不一样的吗啡：即释药和缓释药各有什么不同？

这是采用了不同的制药技术，导致吗啡药效维持时间不一样。比如吗啡即释片和吗啡缓释片，主要有效镇痛成分均为吗啡，但由于剂型不同，制药所需的技术就不一样。缓释剂型可以使药物在体内缓慢释放，作用持续而长久，可以保持稳定的血药浓度。缓释剂型的药物无需多次服用，一天只需口服 2 次。而吗啡的普通剂型可能在体内代谢较快，作用时间短，一般药效维持 4 小时左右。临床上医生会根据不同的需要，选择不同的剂型。比如阿片不耐受的患者在阿片滴定期间一般使用即释剂型，滴定完成后医生会开相应剂量的缓释药物以方便患者服药。再比如，有些患者阿片类药物耐受性较差或肝肾功能有一定问题，不适合使用缓释阿片类药物，也可以以即释药物为主。对于大部分需要长期镇痛的慢性癌痛患者而言，缓释剂型是更优选择，即释药可以作为解救爆发痛的补充用药，所以医生会开 2 种吗啡出来，它们可以相互补充。

⑯ 已经在用"麻药"了还会痛，是出现了爆发痛吗?

癌症患者的疼痛类型各种各样，所谓爆发痛就是患者在原本稳定、持续的疼痛基础上出现的短暂而剧烈的疼痛。一般表现为已经在使用的阿片类药物能良好控制疼痛，但在某些能预知（比如身体活动）或不能预知（莫名其妙就痛了）的情况下疼痛再次发作了。根据统计，爆发痛时间短的 5 分钟可缓解，长的可以在 2 小时以上，所以爆发痛的危害还是比较大的，需要有药物来控制。爆发痛的控制一般使用即释的短效药物，比如口服一定剂量的吗啡片、羟考酮胶囊，或者注射吗啡针剂。对于一些难治、顽固的爆发痛，可以使用 PCA 技术（患者自控镇痛技术）。需要特别说明的是，如果患者总是出现爆发痛，说明患者一直按时使用的缓释镇痛药可能不再有效了，需要联系医生进行调整。国外有更多的处理爆发痛的药物，比如芬太尼鼻喷剂，有国外就医经历的患者一定不陌生。随着国内医学技术日益更新，不远的未来我们也会有更多的药物可供选择。

🔘 17 医生说爆发痛应该用吗啡，但是听说塞肛门的那个消炎痛栓剂好像更有效，是这样吗?

消炎痛栓剂，有效成分为吲哚美辛，属于吲哚乙酸类非甾体抗炎药，有显著的抗炎及解热作用，对炎性疼痛有明显镇痛效果，每日最大剂量不得超过 200mg。癌痛的疼痛性质各不相同，对于炎性细胞因子介导为主的疼痛，非甾体药物是阿片类药物非常好的"助手"，联合应用很有效。并且，非甾体药物的加入能有效减少阿片类药物的用量，这是积极的一面。可是，非甾体抗炎药的不良反应以及这一类药物的 24 小时剂量上限一定要引起注意。吲哚美辛不良反应较多，对消化道溃疡、有出血迹象者以及肝肾功能不全、具有哮喘者使用均要谨慎。除此之外，对于爆发痛频繁者，24 小时内频繁用药超量也不合适。所以，吲哚美辛对于癌痛的辅助镇痛治疗是有效的，但不适合用于处理爆发痛的频繁给药，对于高危人群，也一定要注意不良反应管理。

🔘 18 医生说缓释阿片类药物要隔 12 小时按时吃，可没到 12 小时又痛了，怎么办?

首先，按时、足量服用镇痛药，这是一个大前提。不要随意增减镇痛药剂量，否则无法评估"没到 12 小时又痛了"的原因。癌痛属于慢性疼痛，持续存在，需要按时用药才能让患者体内药物浓度稳定，才能控制疼痛。如果总是打乱用药规律，让体内药物的浓度忽高忽低，形成恶性循环，后期甚至会出现用更大的剂量都控制不住疼痛的现象。

在按时服药的前提下，对于 12 小时以内发生的爆发痛，可服用从医院配来的即释剂，如吗啡片或羟考酮胶囊等，同时将疼痛的部位、性质、评分等情况记录在疼痛日记中。如果每天都有这样的疼痛提前发作，请及时与主管医生联系，可能要调整镇痛药物的剂量或更换药物。

如果比较接近下一个服药时间点时出现的疼痛，身边又没有吗啡即释片，那可以提前 1~2 个小时口服缓释阿片类药物，这是允许的。但切记不可以将时间提前过多，若是患者频繁出现需要提前用药的情况，那应该考虑缓释阿片类药物剂量不足，要及时联系医生进行剂量调整。

⑲ 记性差，老是忘记缓释阿片类药物需要按时使用怎么办？

如果偶尔忘记服药，在服药时间点的 1~2 小时内立刻补上即可。如果已经超出数小时，忘了吃的那顿就不用专门去补了，一旦出现爆发痛就按爆发痛处理，使用即释阿片类药物（如吗啡片）解救，之后记得按时服药就好，这样不至于打乱原有的用药时间规律。很多患者和家属都有很好的习惯，会把用药的时间、效果、吃药后的不良反应都详细记录下来，这样来就诊时，医生就能迅速地了解患者的用药情况。在家里，可以设置手机闹铃或者用计时器提醒患者按时用药。

⑳ 正在使用的阿片类药物镇痛效果不好，能加量吗？

如果原用剂量镇不住疼痛，加大药物剂量是可以的，但一定要在医生的指导下进行，这一点很重要。一般增加药物的量是原来基础用药的 20%，比如患者原来一天吃 100mg 羟考酮缓释片（也就是每隔 12 小时服药 50mg），加药是加 20％的药量，也就是 20mg，所以患者增加至每隔 12 小时服药 60mg，24 小时共计需要 120mg。如果患者加量两次还是不管用，那一定要咨询医生，是不是有新的问题出现了（比如病理性骨折，或者肠梗阻），是病情进展导致疼痛加重了？还是疼痛性质有改变，需要其他治疗（比如神经受压）？如果只是一味加大阿片类药物剂量，不仅疼痛没有控制好，不良反应还越来越重，这就得不偿失了。

㉑ 癌痛减轻了，怎么停阿片类药物？

如果患者病情好转、疼痛明显减轻了，是可以减少镇痛药剂量的，但切记不是"马上停"，应该在医生的指导下逐渐减量、停药。比如，您现在吃的是 100mg/ 天的剂量，就先减 20％左右，也就是变成一天吃 80mg，减药后还需要观察 3~5 天，如果疼痛仍有反复或出现戒断症状，就说明还不能减。如果减药以后各方面均无不适，那就进行下一轮 20％的递减，以此类推，直到 20~30mg/ 天，如无不适可以直接停药。由此可见，停药需要一个过程，如果减量过快，要么疼痛反复，要么会引起戒断反应，比如出现大汗淋漓、浑身难受、情绪异常、涕泪交加、疼痛加剧、肢体抽搐、失眠心悸等，这会让患者非常紧张、难受。

㉒ 吗啡都止不住的癌痛，真的没救了？

不见得，千万别这么想。临床上用的强阿片类药物除了吗啡，还有氢吗啡酮、羟考酮、芬太尼、舒芬太尼、美沙酮等。癌痛是非常复杂的，如果吗啡（包括即释、缓释药物）止不住，应该联系专科医生，仔细分析疼痛性质和疼痛原因。比如考虑进行阿片类药物调整。像羟考酮，它的镇痛效果是吗啡的 2 倍，氢吗啡酮的镇痛效果是吗啡的 5~8 倍，或者对于顽固的癌痛可以转换成美沙酮等，当然这一定要在专业的医生指导下进行。也可以考虑联合非阿片类药物，包括非甾体抗炎药和辅助镇痛药（加巴喷丁、普瑞巴林、抗抑郁药等），可以增强阿片类药物的镇痛作用或者针对特殊类型的疼痛产生独特的效果。如果药物治疗效果不好，根据疼痛情况和身体耐受情况还可以考虑微创介入治疗和放疗等，如 PCA 镇痛技术、神经阻滞治疗、鞘内药物输注镇痛、局部放疗、粒子植入、椎体成形术等，具体在本书其他篇章中有详细介绍。

㉓ 有必要为目前没有疼痛的癌症患者配点镇痛药放在身边备用吗？

有人认为一旦疾病进展，患者迟早要痛的，不如"防患于未然"，但这个观念不对。不需要配，也无法预见要备哪一种镇痛药。疼痛可以出现在恶性肿瘤各期（早期也会发生），只不过晚期发生率更高，达到 60%~80%，而且不至于每个患者都要出现疼痛。由于疾病发展的不可预见性以及每个患者的个体差异，纵然出现了癌痛也是各不相同的状态。镇痛药要根据疼痛的性质、程度以及身体的功能状态决定选择哪种药物，所以无法预配。

㉔ 口服药物有困难，吗啡缓释片（美施康定、美菲康）/ 羟考酮缓释片（奥施康定）能塞肛吗？

不适合。这些药物均为口服缓释片剂，不推荐采用其他给药途径，否则难以保证药物的释放和吸收。可能患者会感到，将药塞入肛门也是有镇痛作用的，确实，人体的直肠黏膜能吸收阿片类药物，但生物利用度变异很大，这会导致剂量计算变得不准确。如果塞肛后数小时内患者需要解大便，那这个剂量该怎么计算呢？再者，若塞肛操作不当可能会损伤直肠黏膜，引起局部感染，对于免疫力低下的儿童和老年患者尤其不推荐这一给药途径，白细胞或者血小板低的就更不适合了。口服药物有困难的患者可选用芬太尼透皮贴剂，或者采用PCA镇痛。对于病情适合的，也可以采用其他微创技术如鞘内镇痛。如果没有使用其他药物或微创技术的条件，一定要使用塞肛镇痛方式的话，可以在适当情况下使用吗啡栓剂。

㉕ 镇痛效果不满意，吗啡缓释片（美施康定、美菲康）/羟考酮缓释片（奥施康定）能和芬太尼贴剂一起用吗？

不推荐。美施康定/奥施康定和芬太尼贴剂都为强阿片类药物的缓释制剂，具有类似的药理作用，目前慢性癌痛管理原则上不推荐同时使用2个不同的缓释阿片类药物。一旦出现药物不良反应，很难说清楚到底是哪一个引起的，那么调整某一个药物或者剂量就显得盲目了。如果使用一种缓释阿片类药物确实镇痛效果欠佳，建议加大剂量或进行药物调整，或者使用微创技术镇痛。

26 芬太尼贴剂为什么起效慢？一定要三天一换吗？

芬太尼贴剂是一种贴皮使用的强阿片类缓释药物，一般贴到身体表面平整的地方。主要镇痛成分为芬太尼，脂溶性大，可通过皮肤吸收进入皮下微循环，再进入血液，发挥镇痛作用。因芬太尼透皮贴剂需经皮肤吸收后逐渐向血液中释放，故起效较为缓慢，并且起效时间与身体吸收能力有关。比如一些低蛋白血症、恶病质、水肿的患者因药物吸收、转化能力差起效会更慢。一般认为，芬太尼贴剂起效需要 6~8 个小时，血药浓度逐渐增加，在 12~24 小时左右达到稳定，此后保持相对稳定，直至 72 小时左右，所以每 3 天需要更换贴剂。也有一部分患者因为代谢原因，药效只能维持 48 小时，对于这部分患者可以考虑 48 小时更换一次贴剂，但不应小于 48 小时，注意更换时必须把原来的贴剂完全撕下来，不可叠加使用。

27 同样治癌痛，芬太尼和吗啡有多大区别？

这是 2 种不同的强阿片类药物，它们都是强 μ 受体激动药，也都被权威指南、共识推荐用于中重度癌痛的镇痛治疗。芬太尼于 1960 年首次被合成，作用强度为吗啡的 50~100 倍，可以产生剂量依赖的止痛、呼吸抑制、镇静等作用，高浓度时可导致意识丧失。芬太尼及其衍生物舒芬太尼是现今临床麻醉中使用最广泛的镇痛药，芬太尼、舒芬太尼的注射液经过 PCA 给药是慢性疼痛、癌痛以及手术后镇痛的重要工具。芬太尼脂溶性高、分子量小、代谢产物无活性、易于透过血 – 脑脊液屏障、黏膜吸收好、对皮肤刺激性小，很适合制作为缓释透皮给药系统用于癌痛治疗，也就是临床上常用的芬太尼透皮贴剂，对于口服能力有限或肝肾功能不全的癌痛患者是非常好的选择，但对于肝肾功能衰竭的患者还是应谨慎。部分便秘较为严重的患者，从口服缓释阿片类药物轮换为芬太尼透皮贴剂后便秘可能明显好转。

28 既然吗啡是癌痛治疗金标准，那为什么医生用了氢吗啡酮？

吗啡是癌痛治疗金标准没错，但不是唯一标准。氢吗啡酮是一种半合成的强阿片类药物，脂溶性比吗啡大，镇痛活性是吗啡的 5~8 倍，并且起效比吗啡更快。氢吗啡酮不良反应和吗啡大致相似，但瘙痒、呼吸抑制的发生率更低，除镇痛以外还具有改善患者情绪及睡眠的效果。氢吗啡酮的代谢产物活性比较低，比吗啡更适合用于某些肝肾功能不全的患者。这是一个医学界权威指南认可的，用于中重度癌痛的强阿片类药物，尤其适合用于难治、顽固性癌痛的患者自控镇痛模式（PCA 技术）。临床用于癌痛治疗的强阿片类药物，除了吗啡、氢吗啡酮、芬太尼以外，还有羟考酮、舒芬太尼、美沙酮等，这些药物各有优势，医生会根据患者的不同情况进行选择。

29 芬太尼透皮贴剂可以剪开用吗？

不适合剪开用。我国市场的芬太尼贴剂有 2 种，一种是储库型的芬太尼透皮贴剂，它是一个充填封闭型的给药系统，剪开后会导致药物的瞬时释放，这一种绝对不可以剪开。随着透皮制剂技术的改进，市场上已经有了新型的骨架型芬太尼透皮贴剂，就是将芬太尼分散溶解在黏胶层内，剪开后对芬太尼的扩散速率影响较小。不过基于整个贴剂的完整性，建议最好不要破坏贴剂。如果确实需要使用一半的剂量，可以折叠使用，不要剪开。

㉚ 教你认识美沙酮：是戒毒还是镇痛?

两者均可。美沙酮是一种人工合成的强阿片类药物，1941 年在德国问世，最初用于二战德国士兵的战争创伤镇痛。由于药物半衰期长，20 世纪60 年代开始在美国用于海洛因的脱毒治疗，之后广泛用于药物滥用、毒品依赖者的脱毒和替代维持治疗。事实上，同样作为强阿片受体激动剂，美沙酮有着与吗啡类似的药效，甚至有些吗啡镇不住的癌性疼痛，美沙酮能搞定，比如比较顽固的癌性骨痛。美沙酮能治疗癌痛，这一点是医学界权威指南、共识认可的，但由于美沙酮的剂量转换很复杂，个体差异又大，使用时要注意管理。美沙酮用于癌痛治疗和用于药物滥用的替代疗法时的剂量是两码事，一定要在有经验的医师指导下进行。

㉛ 一些顽固、难治的癌痛，美沙酮可能行

经常有患者已经使用了常规的阿片类药物，比如吗啡、芬太尼贴剂、羟考酮，正规治疗 1~2 周或更长时间，疼痛仍控制不好或者药物不良反应没办法耐受，应考虑进行药物的调整或联合其他镇痛方式等。美沙酮就是可选药物之一，若使用大剂量阿片类药物仍感疼痛明显或者不良反应较重没法耐受，改用美沙酮可能可以降低剂量、减少不良反应以及获得更好的镇痛效果。这一点，是世界上权威的镇痛医学指南公认的。

32 如果镇痛效果不好，可以挑选几个镇痛药一起用吗？

可以，但也要注意几个重要的问题。

· 避免相似药理机制的药物一起使用

比如同样是强阿片类药物，盐酸羟考酮缓释片和芬太尼贴剂就不推荐同时使用。但使用长效、缓释阿片类药物（盐酸羟考酮缓释片、吗啡缓释片、芬太尼贴剂等）的患者，若出现爆发痛可以使用短效阿片类药物（吗啡片剂／针剂、羟考酮胶囊）解救。同样的，2个非甾体药物也不要一起用，比如芬必得和塞来昔布。

· 单一药物镇痛效果不好，可以联合不同机制的镇痛药使用

部分患者病情复杂，不同性质的疼痛夹杂在一起，称为混合型疼痛，可以采用阿片类药物为主、联合几种不同机制的辅助镇痛药物的模式。

· 选择合适的辅助镇痛药物

各种辅助药物的镇痛机制、不良反应各不相同，还需注意到药物的相互作用，因此建议对于比较复杂的癌痛还是应在医生指导下采用个体化的治疗方案，逐步调整剂量达到有效的镇痛效果。千万不要自行组合药物，以免耽误病情，或者产生不必要的药物不良反应。

33 每个月都打"保护骨头的针",为什么还是会痛?

癌症骨转移引起的疼痛一般都呈渐进性发展,如果因骨转移引发骨折、脊髓压迫或活动障碍则称为骨事件,就需要采取外科或放疗等治疗手段。因此,对于骨转移的患者,每月打"保护骨头的针",如唑来膦酸、伊班膦酸、地舒单抗等等,除了缓解疼痛外,更重要的作用是尽可能减少或延缓骨事件的发生,尽量不让骨质破坏进一步加重,但完全逆转原有的骨质破坏是极为困难的。所以,镇痛药如阿片类药物仍是治疗骨转移疼痛的基本药物,根据疾病的需要,也可以联合放疗或椎体成形术等。

34 氯胺酮:是天使还是魔鬼?

对于药品而言,用好了是良药,用不好就是毒药,氯胺酮也一样。它是一种静脉麻醉药,很少的剂量就能让人丧失痛觉,对于一些顽固性的、阿片类药物也效果不理想的癌痛,微小剂量(医学上称为亚麻醉的剂量)的氯胺酮具有非常好的镇痛效果,还对抑郁状态有改善作用,当然这需要有经验的医生来管理应用。氯胺酮确实具有成瘾性,吸食者会出现令人愉悦的分离性幻觉,在 20 世纪 70 年代开始在毒品黑市流通,还有个俗名叫"K 粉",长期滥用会导致精神病、膀胱炎、肝损害、心脏病甚至死亡,多数国家将其列入管制药物。我国 2004 年将氯胺酮列为第一类精神管制药品。对于难治、顽固的确实需要用药的癌痛,必须在有处方权、有经验的医生管理下进行。

㉟ 既然"麻药"治癌痛很少上瘾，那偶尔漏服药物为什么会浑身难受得不得了，是中毒了吗？

这是血药浓度下降引发了戒断症状的缘故，不是"上瘾"也不是"中毒"。口服或贴皮的缓释制剂在规则用药的前提下，阿片类药物是缓慢释放到血液中的，血药浓度平稳，故而镇痛效果也稳定。用药一段时间后人体对药物已产生了适应，当体内有足够药物存在的情况下，可保持正常生理和心理功能平衡，中断或骤减用药后，机体会出现戒断症状。

药物依赖包括生理依赖（躯体依赖）和心理依赖（精神依赖，也就是上瘾）两部分。生理依赖是由反复用药造成的一种生理适应状态，包括服药后产生的耐受性和中断给药后的戒断症状，也就是这种停药后的难受劲儿。无需紧张，此时患者对药物使用并未失去控制，患者生活质量也可以通过用药得到改善，出现症状也会找医生就诊，这和上瘾，也就是精神依赖有本质上的不同。心理依赖是吸毒人员对药品产生的强烈渴求感，需要不计后果地滥用来重复体验心理快感。对成瘾者而言，停药也会产生戒断症状，但他/她们用药失去控制、一味渴望药物而不计用药导致的不良后果，更谈不上主动就医求治。

阿片类药物用于正规的癌痛治疗不易成瘾，尤其是缓释药物，精神依赖的发生率小到可以忽略不计。对于正在使用缓释药物的患者而言，一定要记得按时用药。如果漏服了缓释药物引发了戒断症状，最快的方法就是使用相应剂量的即释阿片类药物解救，不过用量一定要咨询医生。

36 头颈部肿瘤放疗产生了黏膜炎，吞咽困难又伴有疼痛，该用什么药物镇痛？

黏膜炎是头颈部肿瘤患者放疗的常见不良反应，发生概率可达 80%以上。对于黏膜炎，首先要注意局部护理，可以采用细胞因子或生长因子类药物以及漱口水等，促进黏膜炎的愈合。再者，针对黏膜炎引起的疼痛，大多数患者伴有吞咽困难，不适合采用口服药物，若是轻度疼痛，可使用利多卡因或 2% 吗啡漱口液；若是中重度疼痛，则可以采用吗啡针剂及芬太尼贴剂等强阿片类药物，一般从小剂量开始，逐渐调量。对于疼痛比较厉害的，也可以联合 PCA 技术镇痛。

37 头痛得厉害，医生为什么不立即用吗啡？

恶性肿瘤患者出现头痛是个非常重要的信号。这时候一定要先检查头部的磁共振，或者脑 CT 明确诊断。很多患者头痛是因为出现了脑转移，颅内的肿瘤病灶压迫脑组织，出现脑水肿导致颅内压升高，这种原因导致的头痛一定不能使用吗啡。此时需要尽快使用脱水药物（甘露醇、糖皮质激素）降低颅内压保护脑组织，如果用了吗啡等阿片类镇痛药掩盖了症状，颅内压继续升高，就会出现脑疝，这是致命的。也有部分患者，尤其是高龄恶性肿瘤患者，头痛是并发了脑出血（也就是中风，这其实和肿瘤没多大关系），这是非常危险的神经系统疾病，此时应尽快去神经外 / 内科就诊。

当然，也有可以使用吗啡的时候，比如恶性肿瘤脑膜转移。脑膜转移在很多情况下并不伴有脑水肿，肿瘤浸润了脑脊髓膜，产生的头痛非常剧烈，此时完全可以使用吗啡。还有一种情况，颅骨骨质转移引起骨质破坏也会引发头痛，此时只要排除脑水肿，阿片类药物镇痛完全可行。

㊳ 大便中排出了盐酸羟考酮缓释片：这是吃下去的药没消化吗？

不是的。盐酸羟考酮缓释片的药物结构采用的包膜、辅料为不溶性材料，在药物释放吸收后并不会被破坏。非药物成分的外壳或骨架以形似完整的药粒排出，属于正常现象，所以不必为此紧张。

㊴ 文拉法辛：抗抑郁的药物也能治疗癌痛？

抗抑郁的药物，比如阿米替林、曲唑酮、文拉法辛、度洛西汀确实可以用于癌性神经病理性疼痛的辅助镇痛治疗，还可以和阿片类药物联合应用，改善镇痛效果。抗抑郁药的镇痛效应与抗抑郁效应无关，每日镇痛剂量要比抗抑郁剂量低。比如三环类的抗抑郁药阿米替林，能阻止 5- 羟色胺和去甲肾上腺素的再摄取，具有 NMDA 受体阻滞作用，所以能增强脊髓背根抑制作用，减少周围神经的敏化来镇痛。用于镇痛，阿米替林常用剂量为 12.5mg，每日 1 次，睡前服用，但 70 岁以上的老人以及有心脏病的患者不应使用此药。文拉法辛、度洛西汀是 5- 羟色胺、去甲肾上腺素再摄取抑制剂，也可以用于癌性神经痛的治疗，剂量也比治疗抑郁症小，度洛西汀起始剂量为 20~30mg/d，文拉法辛起始剂量为 37.5mg/d，这一类抗抑郁药的不良反应小些，但对于高血压未控、肝肾功能不全的患者不应使用。

40 普瑞巴林的说明书上只说治带状疱疹神经痛、纤维肌痛，能治疗癌痛吗？

抗惊厥的药，主要指普瑞巴林和加巴喷丁（还有卡马西平、奥卡西平），可以用于癌性神经病理性疼痛的治疗，单药使用或者和阿片类药物联合应用均可。这一类的药物与神经中枢钙离子通道 α-2δ 亚基配体结合调节钙通道，减少兴奋性神经传递，从而舒缓神经元兴奋相关癫痫、神经病理性疼痛以及焦虑等症状。虽然目前说明书上没有将癌性疼痛列入适应证，但多国相关指南（包括我国的癌痛诊疗规范）都明确指出抗惊厥药可以用作癌性神经病理性疼痛的镇痛治疗，治疗效果比单独使用阿片类药物好。

41 关于隐瞒病情：疾病进展、要用阿片类药物镇痛了，该怎么和患者解释？

这更多是个哲学和伦理上的问题了。依照我国法律，患者有知情同意权，从这一点上讲，疾病的第一告知人是患者本人。由于文化、家庭背景上的不同，以及对恶性肿瘤的恐惧感、死亡教育的不完善，临床上更多的操作是"保护性医疗"，也就是应家属要求向患者隐瞒真实病情，同时进行治疗。事实上无论文化、背景、性格有多大差异，每个人都希望及时了解自己的病情，患者多数比家属想象的坚强。抗肿瘤治疗是需要反复去医院复查就诊的，如果没病干嘛老往医院跑？以及患者认为自己的身体自己知道，时间一长，这样的隐瞒其实就变成了患者、家属双方"互不捅破这层窗户纸"。建议有顾虑的家属这样操作：首先不要如数告知所有病情，比如先告知患者身患某种肿瘤，但不告知严重程度。在之后的就诊中逐步熟悉一些科普知识、配合医生治疗的要点，消除对疾病的恐惧感；对于需要用到镇痛药的患者，告知其疼痛和疾病严重程度不见得完全成正比，配合医生按时服药，在疼痛好转之后患者信心会有所增加。患者从心理上接受患病这个事实要度过一个心理上的休克期，需要家属一段时间的仔细照护，可以根据个人性格特点咨询心理医生后逐步告知，这样才能获得患者最大程度上的积极配合。如始终采用隐瞒这个态度，只会增加患者的焦虑以及猜忌，对疾病治疗更为不利。

42 阿片类药物：小孩子的癌痛能不能用?

能用。儿童恶性肿瘤发生率并不低。小到几个月龄，大到 18 岁，像白血病、肉瘤比较容易发生在未成年人身上，到疾病晚期同样会出现癌痛。比如，当白血病发生骨髓浸润时，这种疼痛不仅是剧烈的，还是难治、顽固的。以吗啡为例，它不仅是治疗成人癌痛的金标准，同样是治疗儿童癌痛的金标准，完全可以使用。不过，当孩子较小时，使用一些缓释阿片类药物是有困难的，这个就和成人癌痛不一样了，需要灵活处理，比如低龄幼童，可以使用 PCA 镇痛治疗。

43 一吃吗啡就反应很大，不吃又很痛，该怎么办?

很多患者刚开始服用吗啡时会出现比较大的不良反应，比如头晕、恶心、呕吐、排尿困难等等。老年女性患者的反应可能会尤其重一些，使得患者不敢也不愿继续用药，可是不吃又要遭受疼痛的折磨，由此产生恐惧、焦虑心理。其实刚开始服用吗啡出现这种反应是正常的，这些药物的不适会随着使用时间的延长，人体对药物适应后逐渐减轻（但便秘是例外，不会随着用药时间延长而耐受）。可以使用一些药物帮助处理消化道反应，比如通便、止吐等等，如果这些不良反应持续较重，无法耐受，可以咨询医生考虑调整镇痛方案，比如改用另一种阿片类药物，或使用微创技术镇痛等。

44 听说心情抑郁会加重癌痛?

是的。抑郁症本身就会引起疼痛，这也是为什么某些抗抑郁药（比如阿米替林）可以用作癌性神经病理性疼痛的辅助药物——这些药物能使神经元突触间隙去甲肾上腺素和 5- 羟色胺含量升高，从而调节传入疼痛信号通路。癌痛严重影响生活质量，若疼痛控制不好，几乎每个患者都会出现焦虑、抑郁，而这种不良情绪又会放大疼痛，这就是一个恶性循环。当然，抑郁不仅来自疼痛，还来自于对疾病预后的焦虑、治疗上的经济压力以及家庭成员的影响等，因此，很多患者就算没有疼痛也会处在一个抑郁状态下。医学界一直强调癌痛的治疗需要关注心理因素，对于抑郁状态的癌痛患者应该让心理医生及时介入，在控制疼痛的同时调整心理状态；同时，良好的家庭环境支持也很重要，对患者康复很有意义。

第三章
癌痛药物的不良反应

01 恶心、呕吐，这是"麻药"闹的吗？

恶心、呕吐的确是"麻药"常见的不良反应。阿片类药物引起恶心、呕吐的发生率约占 30%，一般发生于用药初期，症状大多在 4~7 天内自行缓解，所以不必紧张。另外，患者是否出现恶心、呕吐不良反应及其严重程度有较大的个体差异，也就是说每个人的情况不一样，每个人对不同种类的阿片类药物引起的恶心、呕吐敏感程度也不一样。

初用阿片类药物容易产生恶心、呕吐，当患者出现恶心、呕吐时，应排除其他原因引起的恶心、呕吐，如便秘、脑转移、化疗、放疗、高钙血症等，患者的不良反应一般出现在用药初期一周内，随着用药时间的延长，症状会逐渐减轻，并完全消失。轻度恶心、呕吐，在专业医生指导下可选用胃复安、氯丙嗪或氟哌啶醇等进行止吐治疗。对于重度恶心、呕吐可选用昂丹司琼等药物止吐联合镇静治疗。如果恶心、呕吐症状持续一周以上，也排除了其他原因，那么看起来患者不能耐受正在使用的这种阿片类药物，建议轮换为另一种阿片类药物，或者采用一些微创技术镇痛。

02 "麻药"引发便秘？这几招有帮助

便秘是阿片类药物最常见的不良反应，发生率高达 87%，而且一旦出现，几乎不可能自行缓解。但我们还是可以想办法克服，以下几招大家可以借鉴。

（1）服用"麻药"期间，可在医生指导下酌情联合服用果导片、乳果糖、麻仁丸、大黄苏打片等缓泻药物。如情况允许，患者每天适度活动，可以改善肠蠕动，促进排便。对于便秘严重、多日不解的患者，可考虑短期内使用刺激性泻药及润滑性泻药，如番泻叶、大黄、液体石蜡等，但不建议长期反复使用，防止破坏肠功能。如果去医院就诊的话也可以给予清洁灌肠。

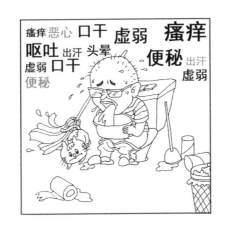

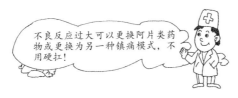

（2）养成定时排便的习惯。排便的最佳时间是饭后，每天应在固定的时间进行排便，对于能下床活动的患者，即使无便意也要坚持到便盆上蹲坐 5~8 分钟。

（3）卧床的患者，需要为其排便提供相对隐秘的空间，如关门、拉窗帘、医护人员及探视人员暂时离开等。患者利用腹压助排便，可以请护士指导正确的屏气与腹肌收缩方法。脐周顺时针按摩也有很好效果。

（4）每晚临睡前用 40℃左右的温水泡脚，每次 15 分钟左右，有助于排便。温水刺激可以促进胃肠蠕动，对排便有促进作用。

（5）合理膳食。能正常饮食的患者可以多吃些富含粗纤维的粮食和蔬菜、瓜果、豆类食物，如芹菜、萝卜、香蕉、香梨、扁豆等。

（6）每日饮水 1500ml 以上、每日晨起饮 1 杯温开水等措施均可有效预防便秘。进食困难或纳差的患者，在适量饮水的同时鼓励食用一些富含粗纤维素的食物以及瓜果蔬菜等。

（7）餐后 30 分钟是胃肠蠕动最强的时间，此时服用镇痛药物会影响胃肠蠕动，加重便秘，因此尽量避免饭后 1 小时内服用口服阿片类缓释药物。

03 又说胡话又情绪异常，"麻药"还能引发精神分裂？

这种症状医学上称为"谵妄"，和"精神分裂"可是两码事，不能混为一谈。谵妄是一种认知功能障碍，一般常见于老年或者体弱的患者，常常昼夜节律紊乱，错把白天当晚上，记忆力受损、夜间睡眠被严重影响是一大特点，且症状往往昼轻夜重。一部分患者表现为淡漠，比如说面无表情，容易与痴呆混淆；一部分患者表现为激越，无法控制地哭泣、跑动；也有混合型的，以上两种情况交替出现。更多症状不严重的患者，会错认亲人，比如明明是妹妹，硬认成老婆；或表现为幻视，说"看到天花板上有小人"。阿片类药物所致谵妄的发生率小于 5%，并非常见不良反应，多见于首次大剂量使用或者快速增加剂量的患者。要明确诊断是阿片类药物导致的谵妄，就一定得先排除其他原因所致的谵妄（如脑转移、中枢神经系统疾病、高钙血症、使用其他的精神激动药物等）。

如果患者出现说胡话、认知障碍等表现，应及时到医院就诊。如考虑为阿片类药物引起的谵妄（这种不良反应其实很少发生），那必须在专业医生指导下使用治疗谵妄的药物，同时考虑减少原来的阿片类药物剂量，或者更换阿片类药物，或者改变镇痛方案。如果是在家中，千万不要自行处理这些症状，尤其不要随便给患者使用安眠药之类，属于苯二氮䓬类的药物反而会加重谵妄。

04 "麻药"会导致全身瘙痒？怎么办？

阿片类药物致皮肤瘙痒并不多见，发生率低于1%，皮脂腺萎缩的老年患者以及皮肤干燥、癌症晚期、黄疸及伴随糖尿病的患者相对容易发生。首先要排除其他原因所致的全身瘙痒，比如一些药物引起的过敏。如果证实是目前所服用的"麻药"导致的全身瘙痒，一般停药后瘙痒症状即可缓解。轻度瘙痒不需用药，患者应注意皮肤卫生，避免搔抓、摩擦、强刺激性外用药、强碱性肥皂等刺激，贴身衣物宜选择棉质类。严重瘙痒者，需及时就医，在医生指导下用药治疗。治疗药物可以选择局部或全身用药，局部用药主要选择无刺激性止痒药；全身用药主要选择抗组胺类药物，如苯海拉明、西替利嗪、异丙嗪等。皮肤干燥可选用凡士林、羊毛脂或尿素软膏等。如瘙痒持续且不能缓解，那就考虑更换为另一种"麻药"。

05 为什么患者睡不醒？这是"麻药"引起的吗？

"睡不醒"在临床上称为嗜睡，是阿片类药物的不良反应之一。程度轻表现为"昏昏沉沉总是想睡觉"，可伴随注意力下降、思维能力下降，老年患者更易出现；程度重的时候"吃着饭都能睡着，叫着拍着才会清醒一会"。上述症状在阿片类镇痛药最初用药数日内出现的可能性较大，也会发生在加量后，多数轻症数日后可自行缓解，程度严重时需要就医。患者一旦出现嗜睡及过度镇静，应注意排除引起嗜睡及意识障碍的其他原因，如使用其他药物、高钙血症等。不过，也有部分患者因长时期受疼痛困扰而失眠，初用阿片类药物后由于疼痛得到控制而睡眠较深、时间较长，这种现象称为睡眠补偿，不是嗜睡。

初次使用阿片类药物时剂量不宜过大，尤其老、弱患者的剂量选择应更加谨慎，可以适当放缓滴定的节奏，延长药物滴定、加量的时间。对于出现嗜睡、过度镇静的患者，可在专业医生的指导下，考虑减少阿片类药物剂量，或减少每次服用量、增加用药次数，或更换药物、给药途径。还可以合并使用其他种类的镇痛药联合镇痛，等到症状改善后，再次评估是否需要改变镇痛方式。患者可以适当饮茶或咖啡来调节，也可以适当增加活动和锻炼，如果需要加用中枢兴奋药如咖啡因等需要咨询医生。

06 "麻药"会导致"天旋地转"吗?

部分患者吃了"麻药"后会出现"天旋地转"（眩晕）的情况，这是阿片类药物的中枢神经系统不良反应。阿片类药物致眩晕的发生率约6%，主要发生于用药初期。老年人、合并贫血患者更易发生。

轻度眩晕可能在用药数日后自行缓解。中重度眩晕则要考虑降低阿片类药物的使用剂量。严重者需要使用药物治疗，如抗组胺药物苯海拉明就可以减轻眩晕。症状严重无法缓解者需要停药，或者轮换正在使用的阿片类药物。同时，患者日常活动改变体位时动作要缓，避免深蹲及旋转，及时检查血压和心率。

07 小便解起来很费力，可能和"麻药"有关系?

部分患者吃了"麻药"会出现小便解不出的情况，称为"尿潴留"。阿片类药物致尿潴留的发生率低于5%。某些因素可能增加发生尿潴留的风险，例如同时使用镇静剂、腰麻术后、合并前列腺增生等。老年男性前列腺增生不少见，这部分患者使用阿片类药物更容易加重排尿困难感，在使用阿片类药物时除了坚持使用治疗前列腺增生的药物以外，还应避免膀胱过度充盈。如果已经出现尿潴留，可进行膀胱区的热敷、热水冲会阴部法或膀胱区按摩、中医针灸（针刺足三里、阴陵泉、三阴交、关元等穴位）等治疗，必要时需行留置导尿。对于难以缓解的持续尿潴留患者，可以考虑更换"麻药"类型。

08 最危险的呼吸抑制是什么样的？

如果使用"麻药"的患者出现神志模糊，还伴有冷汗、口唇发紫、胸闷、气急或者呼吸很慢等症状，需要考虑阿片类药物过量或者中毒引起的呼吸抑制。阿片类药物有抑制呼吸中枢的作用，前期往往胸闷气急，以至于呼吸浅快（无效呼吸），之后表现为呼吸减慢（呼吸频率小于10次/分），甚至昏迷。老年患者阿片类药物加量过快、合用镇静催眠药物、肝肾功能异常、合并症多等因素是阿片类药物镇痛治疗过程中出现呼吸抑制的常见原因。

一旦出现呼吸抑制，应立即就近到医院急诊，保持呼吸道通畅，予吸氧、呼吸复苏、静脉使用纳洛酮解救，可予以呼吸兴奋剂治疗，口服用药中毒者必要时洗胃。呼吸抑制纠正后，患者通常需要继续应用阿片类药物止痛，应减量应用，最好重新制定镇痛方案并密切观察。

合理使用阿片类药物极少会出现呼吸抑制，大家不必担心，这不是阿片类药物的常见不良反应。平时，患者应该按医嘱按时服药，避免剂量的波动，切勿擅自更改服药剂量和服药间隔时间。

09 在吃"麻药"的患者出现瞳孔缩小就代表着要出现呼吸抑制了吗?

不见得。正常人瞳孔直径 2.5~4mm，如果小于 2mm 称为瞳孔缩小。阿片类药物具有缩瞳效应，长期使用阿片类药物镇痛的患者瞳孔确实会小些，这无关呼吸抑制，不用紧张。出现呼吸抑制的患者，除了瞳孔缩小（往往是针尖样瞳孔），还包括其他症状如面色苍白、全身湿冷、神志模糊、口唇紫绀、呼吸缓慢。另外，颅内压升高、有机磷农药中度、吸食海洛因也会引起针尖样瞳孔。

10 既然"麻药"不良反应多，那使用非阿片类镇痛药物是不是更省心?

不见得。非阿片类镇痛药物也有不良反应，长期用药的话同样不容小视。非甾体类镇痛药（布洛芬、双氯芬酸）最常见的不良反应为胃肠道反应，通常患者表现有腹部不适、恶心、呕吐、出血或者是消化性溃疡等，这时候需要口服胃黏膜保护药，以减少此类药物对胃肠道的损害。其次是皮肤反应，包括皮疹、荨麻疹、剥脱性皮炎以及光敏等皮肤损害。少数非甾体类药物可引起肾功能损伤以及肝功能的损害，例如长时间用药后肝酶的升高。还有心血管系统的不良反应（非甾体类药物和抗抑郁药都会引起），包括心律不齐、血压升高、心慌。少见的可以出现血液系统的改变，包括出血时间延长等。比较少见的为中枢神经系统反应，患者表现有头晕、头痛、耳鸣、味觉异常等。对于合并心、肝、肾慢性疾病的老年癌痛患者而言，长期使用非甾体类镇痛药还不如阿片类药物来得安全。说到底，其实任何一种药物的长期使用都得注意管理，没有哪种药是绝对安全的。

⑪ 加量镇痛，这一招是不是也可以用于非处方镇痛药？

加量一定要慎重，无论是哪种药物，请先咨询医生。对慢性癌痛需要长期用止痛药的人，吗啡、羟考酮缓释片等阿片类"麻药"安全、有效，可以逐步上调剂量，除便秘外，多数阿片类药物的不良反应是暂时性或可耐受的。而非处方镇痛药，通常主要是非甾体类药物，镇痛作用有天花板效应（当药物达到一定剂量时，它的止痛作用就达到了顶点，此时进一步增加剂量，止痛效果也不会增加，而不良反应则有增大的风险）。所以像双氯芬酸、布洛芬、吲哚美辛、塞来昔布、依托考昔之类的药物都是有"极限量"的，不适合无限加量。对中重度的癌症疼痛患者，阿片类镇痛药具有无可取代的地位。

⑫ 用塞来昔布的患者很多，有冠心病/肾病/血小板减少症的患者可以长期吃吗？

要谨慎。塞来昔布是选择性 COX-2 抑制剂，其胃肠道不良反应发生率较低，这是它相对于 COX-1 抑制剂（如布洛芬）的绝对优势，但并不等于这个药就没有不良反应。塞来昔布有增加心脑血管疾病的发病风险，肾毒性也不见得较其他非甾体类药物低。有冠心病的患者，不建议长期吃塞来昔布，会增加心血管事件的发生风险。轻至中度肾功能损伤的患者，可在医生指导下使用塞来昔布；重度肾功能损伤的患者，应慎用塞

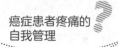
来昔布。肾病患者不建议长期服用该药，如短期服用，应定期监测肾功能。塞来昔布不抑制血小板凝集，目前没有证据表明塞来昔布会引起血小板减少。

第四章
癌痛的合理用药

01 什么是"麻药"？听起来很可怕！

"麻药"又称为麻醉药品，癌痛治疗中的麻醉药品要注意和手术麻醉用的麻醉剂相区分。麻醉剂通常用于手术，是指具有麻醉作用的药物，能让感觉消失，特别是痛觉消失，从而有利于手术顺利进行，包括全身麻醉药（比如硫喷妥钠、依托咪酯）和局部麻醉药（比如利多卡因），麻醉剂虽有麻醉作用但不成瘾，不产生身体依赖性。而治疗癌痛的麻醉药品是指连续使用后易产生身体依赖性、甚至能成瘾的药品，通常是指收录在我国国家药品监督管理局、公安部和国家卫生和计划生育委员会联合发布的《麻醉药品品种目录》中的药品，像吗啡、芬太尼等麻药经常和"管控""上瘾""绝症""毒品""犯罪"这些词汇发生联系，当医生建议使用这些药物时，总是让人头皮一紧，心生惧意。

麻醉药品必须在专业人员指导下规范应用，如果滥用（不正常的使用）易产生身体依赖性，能成瘾，所以我国麻醉药品的使用和贮存管理都十分严格。日常生活中大家听到的比较多的是阿片类药物。"阿片"一词广义是指与鸦片有关的所有化合物，希腊语中是"汁"的意思，是指从罂粟的汁中提取出的药物，其中吗啡的含量最高，而吗啡正是目前应用最为广泛的阿片类药物。此外，医院里阿片类药物还包括羟考酮、芬太尼、氢吗啡酮和美沙酮等，在医生指导下正确用药很少上瘾，这和电视、电影里讲的毒品不是一回事，没有那么可怕。还有些镇痛药，像塞来昔布、艾瑞昔布、依托考昔、双氯芬酸等，属于非甾体抗炎药，不属于麻醉药品或精神药品范畴。

02 医院为什么不能多配点"麻药"？

有些患者因为交通不便来趟医院不容易，会要求医生"多配点药，省得经常跑"，但麻醉药品配药量不能随意。麻醉药品具有明显的两重性，一方面有很强的镇痛等作用，是医疗上必不可少的药品，另一方面不规范地连续使用又易产生依赖性，若流入非法渠道则成为毒品，造成严重社会危害。所以医院麻醉药品的处方需要严格按照国家《处方管理办法》规定开具，不能随意。具体要求为：①对于普通门（急）诊患者，麻醉药品注射剂处方为一次用量，缓控释制剂处方不能超过7日用量，其他剂型处方不得超过3日用量；②对于慢性癌痛患者，门（急）诊开具麻醉药品注射剂处方不得超过3日用量，缓控释制剂处方不得超过15日用量，其他剂型处方不得超过7日用量；③为住院患者开具的麻醉药品和第一类精神药品处方应当逐日开具，每张处方为1日常用量。由此可见，开具麻醉药品，量是有严格限定的，不能随意多配。

03 办个《麻醉药品专用病历》吧，这就是一张配药的通行证

根据国家《处方管理办法》规定，门（急）诊癌症疼痛患者和中重度慢性疼痛患者需长期使用麻醉药品的，首诊医师应当亲自诊查患者，建立相应的病历，要求其签署《知情同意书》。这里说的病历就是《麻醉药品专用病历》，有了这个就可以在法律允许范围内尽量多开点药。在办理专用病历的时候需要带上这些材料复印件：①二级以上医院开具的诊断证明；②患者户籍簿、身份证或者其他相关有效身份证明文件；③为

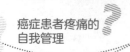

患者代办人员的身份证明文件（一般就是身份证复印件）。

04 红处方还是白处方？

在门诊开镇痛药时，医生打印的处方有红色也有白色的，这处方颜色是有规定的，并非随意打印。《处方管理办法》对不同处方的颜色做了具体规定。

（1）普通处方印刷用纸为白色。

（2）急诊处方印刷用纸为淡黄色，右上角标注"急诊"。

（3）儿科处方印刷用纸为淡绿色，右上角标注"儿科"。

（4）麻醉药品和第一类精神药品处方印刷用纸为淡红色，右上角标注"麻、精一"。

（5）第二类精神药品处方印刷用纸为白色，右上角标注"精二"。

现在大多医院普通处方已实现无纸化管理，但对于需要特殊管理的麻醉药品和精神药品仍然需要凭专用处方取药。麻醉药品和第一类精神药品专用处方是红处方（右上角标注"麻、精一"），像吗啡、羟考酮、芬太尼、氢吗啡酮、美沙酮都需要红处方。而第二类精神药品的专用处方是白处方（右上角标注"精二"），像曲马多就是使用白处方。根据《麻醉药品和精神药品管理条例》规定，医生应当使用专用处方开具麻醉药品和精神药品。药房药师调配处方时需要仔细审查处方合理性，签署姓名并予以登记；对不符合规定的处方需拒绝发药，交由医生修改合理后才能发药。

05 麻醉药品有剩余，可以回医院退药吗？

不能退，只能无偿回收。根据《医疗机构麻醉药品、第一类精神药品管理规定》，患者不再使用麻醉药品时，需要将剩余的麻醉药品无偿交回医疗机构，由医疗机构按照规定销毁处理。

06 虽然癌痛治疗有需要，可长期使用吗啡，还是担心会上瘾怎么办？

不必担心上瘾。上瘾的使用者主要是为了追求使用吗啡后血液中吗啡浓度快速升高带来的欣快感。目前临床中常用于慢性癌痛的都是缓释阿片类药物，吃了以后在胃肠道缓慢释放，根本达不到血液中吗啡浓度快速升高的目的。大量研究证实，规范地使用阿片类药物极少会引起成瘾，而且目前多使用缓控释阿片类药物治疗，其成瘾性更低。以癌痛治疗最常用的药物吗啡为例，长期口服硫酸吗啡缓释片造成上瘾的比例可能只有万分之三。因此，只要在癌痛治疗时按医嘱规范用药，就不必对阿片类药物成瘾过于焦虑。国人对于上瘾这种担心和百年前鸦片战争的影响有关，那时候所流行的"大烟""鸦片"和目前使用的阿片类镇痛药并不是同一回事，"吸鸦片"和医生管理之下的癌痛治疗也没有可比性，大可不必担心。

07 吗啡缓释片和吗啡片能换着吃吗?

不能。虽然吗啡缓释片和吗啡片的有效成分相同,但两者的剂型不同。吗啡缓释片在体内缓慢释放,起效慢,可以在较长时间内持续止痛,无需多次服用,每隔 12 小时服用一次即可,适合用于慢性癌痛的长期治疗;而吗啡片为普通剂型,和吗啡缓释片相比起效快,作用时间短,多用于剂量滴定和爆发痛处理。两者的用途以及给药间隔等都不一样,不能换着吃。

08 划重点:芬太尼透皮贴剂使用时不能用电热毯,出现发热的情况要注意

芬太尼透皮贴剂用药部位和周围区域加热会增加芬太尼吸收,从而导致血液中芬太尼浓度升高,已有因加热引起患者药物过量和死亡的报告。因此,使用芬太尼贴剂的患者不得使用加热垫或电热毯、加热灯或烤灯,不得进行日光浴、热水浴、桑拿浴等。

使用芬太尼贴剂的发热患者或剧烈运动导致体温升高的患者也具有芬太尼浓度增加的风险,皮肤温度升高到 40℃时,血液中芬太尼的浓度可能提高大约 1/3。发热的患者如需使用芬太尼贴剂,应注意监测不良反应,必要时在医务人员指导下调整剂量。使用芬太尼贴剂期间应避免进行可导致体温升高的剧烈运动,以免发生药物过量和死亡。

⑨ 吞咽有困难，镇痛药可以压碎了吃吗？

切记不是所有镇痛药都能压碎吃。非缓释制剂（比如依托考昔片、盐酸吗啡片、氨酚羟考酮片等），可以压碎服用；缓 / 控释制剂（布洛芬缓释胶囊、盐酸曲马多缓释片、硫酸吗啡缓释片、盐酸羟考酮缓释片等）不可压碎服用。压碎会破坏药物原有剂型结构，使药物快速释放，无法达到缓释 / 控释的效果，体内药物浓度快速上升还会引起严重不良反应甚至死亡。因此，如果药片吞不下去，应及时告知医生，更换合适的药物。

⑩ 患者是鼻饲的，能把口服的缓释药从鼻饲管中注射进去吗？

对于吞咽困难而采用鼻饲的患者，一般消化道功能均正常，只要患者没有恶心呕吐，药物大小合适，能完整通过鼻饲管到达胃内，就可以考虑鼻饲给药，前提是要保证药片的完整性。如果鼻饲的癌痛患者还伴随明显的消化道功能障碍，比如短肠综合征患者，由于消化道面积减少带来吸收障碍、腹泻，甚至呕吐，那就必须更换为非口服的阿片类药物或使用 PCA 了。癌痛患者情况比较复杂时一定要及时就诊。

⓫ 疼痛部位有时候火辣辣的，有时候冷冰冰的，有时候还会针刺一样难受，用药会有不一样吗？

这些特征是神经病理性疼痛的主要表现，另外有些神经病理性疼痛还会表现为电击样或者麻木样痛、疼痛过敏（即疼痛部位可因轻微碰触，如接触衣服或床单，或温度的微小变化而诱发疼痛）、感觉异常（感觉异常、感觉迟钝、瘙痒感或其他不适）。出现癌性神经病理性疼痛，单独使用阿片类药物可能效果不理想，可以在使用阿片类药物同时联合抗惊厥药（加巴喷丁、普瑞巴林），或者三环类抗抑郁药（阿米替林）和选择性5- 羟色胺及去甲肾上腺素再摄取抑制剂（SNRIs）类抗抑郁药（度洛西汀、文拉法辛）。对于药物治疗无效的，酌情采用微创镇痛技术。

⓬ 出现黄疸，肝功能不好，阿片类药物需要调整吗？

黄疸出现或逐步加重说明肝功能不全，这时候镇痛药使用还是有讲究的。肝脏是药物代谢的重要器官，肝功能不全时药物在体内转换利用率下降（表现为药物效果打折扣），代谢时间会变得更长（表现为药物不良反应容易加重）。比如吗啡控缓释剂型在临床使用较多，对于轻度肝功能不全患者可以用，但是要注意患者神志变化，保证大便通畅；中重度肝功能不全患者建议更换药物，一定要用的话就延长服药间隔时间。吗啡会导致胆道压力升高，伴有胆道疾病的癌痛患者最好不要使用控缓释吗啡制剂。如果是羟考酮，轻中度肝功能不全患者，应用相对安全；重度肝功能不全时如需使用必须减少起始剂量、延长服药间隔，用药中要注意管理各种不良反应如镇静、便秘等，出现神志变化必须停药；一旦达到重度肝功能不全，那么应慎用羟考酮。美沙酮在轻度肝功能不全患者中可以不调整剂量，对于中度肝功能不全应适当延长服药时间间隔或下调药物剂量，同样要注意不良反应如镇静、便秘的管理；但是急性肝衰竭患者应禁用。芬太尼透皮贴剂是通过皮肤下脂肪吸收的，没有肝首过效应，代谢产物没有活性，对肝功能要求不高，在患者轻中度肝功能不全时是个合适的选择。

当癌痛患者肝功能出现重度损伤时，往往病情比较复杂，到肝衰竭这个程度时，没有哪个阿片类药物称得上绝对安全，所以肝病患者的癌痛管理显得相当有挑战性。本着癌痛治疗"个体化、注意细节"的原则，建议大家及时就医，再次评估，由医生来作出药物调整计划。

⑬ 肾功能不好，阿片类药物的选择有讲究吗？

很有讲究。肾功能不全的癌痛患者还是多见的，有的是原发病灶导致，比如泌尿系统恶性肿瘤，有的是有其他伴随性疾病比如高血压肾病、肾病综合征等等。

（1）轻中度肾功能不全时，由于肾功能代偿良好，基本所有阿片类药物都可使用。随着肾小球滤过率降低，可以考虑减少药物剂量或使用频率，并监测肾功能的变化，及时评估肾功能是否有逆转可能。如果肾功能迅速恶化，那必须及时变更药物。

（2）重度和终末期肾功能不全：这时候缓释的阿片类药物都不太适合（像吗啡缓释片、羟考酮缓释片之类的必须都停下来）。一线药物可以选择芬太尼（不是指芬太尼透皮贴剂，而是芬太尼注射液），芬太尼的代谢产物没有活性，对肾脏也没什么负担。低剂量曲马多可以使用，同时应监测肾功能变化。氢吗啡酮要在医护人员监护下使用。如果实在没有条件使用芬太尼等替代原阿片类药物，那么必须减少原阿片类药物的剂量和使用频率，并仔细监测不良反应。

（3）晚期肾功能衰竭的癌痛患者有时需要血透治疗，芬太尼、丁丙诺啡、美沙酮都是权威指南推荐用于血透患者的药物。肾功能不全到后期，疾病会变得十分复杂，镇痛药更换需要咨询专科医生的意见。

⑭ 患者有消化道溃疡，能用非甾体抗炎镇痛药吗?

有消化道溃疡的患者应尽量避免使用非甾体抗炎药，若无法避免，应告知医生具体病情，包括年龄、消化道溃疡情况、有无其他合并疾病（如心血管疾病）、目前在吃的药物等，由医生综合评估风险后决定是否需要使用非甾体抗炎药。通常来说选择性 COX-2 抑制剂（如塞来昔布、依托考昔等）相比于非选择性非甾体抗炎药（如双氯芬酸、吲哚美辛、布洛芬等）对胃肠道不良反应更小，可与质子泵抑制剂（如奥美拉唑等）同时使用，保护消化道黏膜。

⑮ 并发肠梗阻，镇痛药该怎么调整?

肠梗阻患者不适宜使用口服药物，无论是口服缓释阿片类药物还是非甾体药物都应停药。口服缓释阿片类药物可以转换为相应剂量的芬太尼透皮贴剂，效果不好的可以考虑微创技术，比如使用 PCA。PCA 常用的给药途径包括静脉、皮下等，泵内常用的阿片类药物有吗啡注射液、氢吗啡酮注射液、舒芬太尼注射液等。如果肠梗阻解除，有需求时还可以重新转换成口服镇痛药。

16 消化道手术后有短肠综合征，消化功能差，慢性癌痛治疗还是优先选择口服用药吗?

没有必要选择口服。口服药物大多主要在小肠吸收，而短肠综合征患者小肠吸收可能会受到影响，因此口服镇痛药的镇痛效果可能不佳。对于此类患者，尤其是需要使用阿片类镇痛药的患者，可以尝试芬太尼透皮贴剂，因为贴剂通过皮肤吸收，短肠综合征不会影响其吸收和疗效。效果不好还可以联合 PCA、鞘内镇痛等微创技术，并不是非口服不可。慢性癌痛的阿片类药物选择，对于大部分有口服能力的普通癌痛患者自然是口服优先，但是治疗中必须注意个体化原则。慢性癌痛镇痛治疗中主要要达到的目标是优化镇痛效果，同时优化患者生活质量，尽可能把不良反应降至最低，并不是一味强调口服。

17 病情反复，患者情况不好，镇痛药需要调整吗?

恶性肿瘤晚期患者体质一般都偏虚弱，一旦肿瘤情况进展，大部分患者会出现饮食困难、食物药物难以下咽，尤其是在使用阿片类镇痛药的，确实需要关注。这里介绍几个要点。

· 注意不良反应监测

对于已在使用缓释阿片类药物的患者，目前镇痛效果良好、患者没有出现神志变化（如淡漠、胡言乱语、烦躁、昏迷）、呼吸困难的，可以继续使用。如果出现神志变化，但疼痛控制良好（言语表达困难者可以通过面部表情来判断）的应该减量。

尝试短效阿片类药物

如果患者原先并不使用缓释阿片类药物，在疾病终末后期出现了癌痛，且患者极度虚弱，不一定非得使用缓释药物，推荐使用短效阿片类药物镇痛。以吗啡片为例，因为半衰期短、代谢快、药物毒性不容易累积，对于虚弱的癌痛患者反而比吗啡缓释片更安全。

及时调整给药途径

多数恶性肿瘤晚期患者口服能力差，或者虽有口服能力但消化吸收功能差，单纯使用口服方式会导致镇痛效果不佳而不良反应较大的后果。可以把阿片类药物的给药方式调整为静脉、皮下、经皮给药等。比如消化吸收功能较差，或者增加阿片类药物剂量仍不能良好控制疼痛时可使用 PCA 镇痛，并可增加辅助用药，尤其是一些镇静药物（如右旋美托咪定、咪达唑仑等）。

18 高龄患者的癌痛：阿片类药物安全吗？

再次强调，吗啡是老年癌痛治疗的金标准药物，这一点是为国内外权威指南肯定的。不过，老人的生理特点决定了其用药剂量和年轻人不太一样。由于生理特点，老年人代谢速度变缓，肝、心、肾功能都开始走下坡路，阿片类药物的起始量可以减小到普通成人的 50%~75%，如果在滴定阶段，那就延长滴定时间，增加身体耐受。如果需要加量，剂量增加的幅度也应减小至普通成人的 50%~75%。同时，老年人使用阿片类药物，要更关注不良反应的处理。同样是便秘，给 70 岁以上老人带来的困扰和不便肯定比年轻人多，治疗起来也更费力，所以重在预防：一旦开始使用阿片类药物，就同步口服通便药（比如乳果糖、麻仁丸）。如果出现便秘，需要使用温和的泻药帮助排便，尽量避免一些刺激性的泻药；也千万不要在排便费力时拼命使用腹压，这样会导致血管压力升高，出现心脑血管事件，轻则虚脱，重则晕厥，这就危险了。

⑲ 心脏不好的患者，镇痛药怎么选？

心脏不好的情况分很多种。

（1）一般老年人常见、高发的"心脏不好"主要是冠心病、高血压心脏病。相当一部分患者需要长期服用降压药、抗凝药（华法林），这种情况下阿片类镇痛药物（吗啡、羟考酮、芬太尼、氢吗啡酮）对于心功能影响不大，可以使用。只有美沙酮这个药物，对于心律不齐（窦性心动过缓、室早二联律、房早频发）、心功能衰竭、心电图 QTc 间期偏长的患者要谨慎，对于这部分患者美沙酮有可能导致严重的心律失常。

（2）医学研究发现，对于有心血管疾病的患者来说，长期使用非甾体镇痛药可能增加心血管事件（心力衰竭、心肌梗塞等）的风险，包括选择性 COX-2 抑制剂（如塞来昔布、依托考昔、帕瑞昔布等）和非选择性的非甾体镇痛药（如布洛芬、双氯芬酸、吲哚美辛、美洛昔康等）。因此，如需使用应尽量选择最低剂量，在疼痛控制稳定的情况下，遵医嘱缩短使用时间。如果基础心血管疾病加重，如出现血压不稳定、心慌心悸等症状时要及时就医，暂停使用非甾体镇痛药。

（3）非选择性非甾体抗炎药（布洛芬、双氯芬酸、萘普生、吲哚美辛、吡罗昔康）与华法林、肝素或其他抗凝剂合用时可能增加出血风险。所以，如果正在使用抗凝药，那么最好不要用非选择性非甾体镇痛药。

（4）抗抑郁药文拉法辛，对于癌性神经病理性疼痛有辅助镇痛作用，但可能出现剂量相关的高血压，所以不推荐高血压或临界高血压患者服用。同样的，三环类抗抑郁药如阿米替林，可能导致心动过速、直立性低血压、心室异位搏动增加、心肌缺血甚至心源性猝死，患有心血管疾病的高龄患者慎用，最好不要用。

⑳ 患者需要服用的药物有很多种，能混在一起吃吗？

慢性癌痛经常将阿片类药物（吗啡缓释片、羟考酮缓释片、美沙酮等）、非甾体药物（塞来昔布、依托考昔、艾瑞昔布等）、抗惊厥药物（加巴喷丁、普瑞巴林等）、抗抑郁药物（文拉法辛、度洛西汀、阿米替林等）合并使用。还有些患者，尤其是老年人慢病（糖尿病、高血压、痛风、心脏病、胃溃疡等等）管理需要长期服药。如果再加上抗肿瘤治疗的口服靶向药（埃克替尼、索拉非尼等）、化疗药（卡培他滨、替吉奥等），真是林林总总，不胜枚举。有人常把这些药混起来，像"拌沙拉"那样吃下去，这样不行。首先，各种药物在消化道中吸收的位置、条件是不一样的，因此有些药物需要空腹（部分靶向药）、有些要在进食中（某些降糖药）、有些需要进食后（非甾体镇痛药）服用，并不是一个给药时间。就算都是饭后服用的药物，也需要分开服用，切记不要"拌沙拉"式吃药。请在配药后注意说明书或医嘱上的服药方法。

另外，各种药物之间还存在相互影响，例如酮康唑会导致美沙酮血药浓度升高，增加药物不良反应，安定会加重吗啡的镇静现象，奥美拉唑等抗酸药会减少吉非替尼的吸收。合理用药需要专业人员的指导，所以，建议大家服药种类较多时咨询医生或药剂师。

第五章
癌痛与放疗

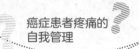
01 放射治疗治癌痛：照射方式各不相同

放射线引起的疼痛缓解的确切机制还不清楚，可能是放射治疗后，骨骼微环境中破骨细胞活性降低，减少了骨质的破坏。放射治疗的形式一般有外照射和内照射。外照射指的是体外的射线进入人体后产生的辐射作用，也叫远距离照射。内照射指的是放射性核素进入人体，使人体受到来自内部的射线照射，也就是核素治疗，又叫近距离照射。

02 恶性肿瘤骨转移产生的骨癌痛：放射治疗很有用

用于骨转移的姑息性放疗对于癌痛控制是有效的。据统计，60%~80% 的患者对放疗有反应，25%~30% 的患者对放疗有"完全反应"。即使是对放射线抵抗的肿瘤，例如由肉瘤或肾细胞癌转移引起的骨癌痛，也可以通过放疗得到很好的缓解，并且放射治疗引起的不良反应很少。

03 放疗治疗癌性骨转移痛，要多久起效？

于绝大多数患者而言，开始放疗后，疼痛缓解不会立即生效。放疗完成后 4~6 周才出现完全的止痛效果。放疗提供的疼痛缓解是可变的，但通常持续数月。在一项荷兰骨转移研究中，对存活超过 1 年的患者进行分析，放疗反应的平均持续时间为 29~30 周。有 55% 的幸存者会出现疼痛进展，平均间隔为 16~17 周。

04 吃了镇痛药，骨转移处不痛了，或者骨转移处本身就不痛，为什么医生还建议放疗？

骨转移疼痛可能是由于破骨细胞活化、肿瘤细胞产生的物质、肿瘤生长和侵入周围组织以及神经压迫引起的周围炎症反应。用镇痛药物降低或者阻断痛觉的传递来减轻人体的疼痛，即通常所说的"治标不治本"。而经过放疗杀伤肿瘤后，肿瘤细胞产生的物质减少、肿瘤生长和侵入周围组织并对神经的压迫减轻，相应的肿瘤所致疼痛也会好转。另外，因为一些骨转移灶位于重要的承重部位，如椎体、股骨等处，当此处病灶所致骨折风险较高时，即使患者未感到明显疼痛，也可以先行放疗，减少骨折的发生。放射治疗和镇痛药、抗肿瘤治疗，可以起到协同作用。

05 为什么刚开始放疗时，疼痛反而会加重？

是有这种现象。大约 20%~40% 的患者在放疗后出现"疼痛发作"或在放疗的前几次发生骨痛的短暂增强。放射线对肿瘤周边正常组织短期有一定影响，可能出现局部水肿导致疼痛加重。不过这是暂时现象，可以短期内使用通非甾体或甾体抗炎药、糖皮质激素减少这种疼痛发作，使用阿片类药物也可以。随着放疗次数及放疗剂量的加大，疼痛应该会逐步减轻。

06 同样是癌性骨转移痛的放疗，为什么放疗的次数会不一样？

医学专家比较过姑息性放疗的单次治疗与多种不同分割方式的多次治疗。压倒性的证据表明，多次放疗的功效与单次相同但成本增加且不便操作。然而临床实践中，放射肿瘤学家使用的方法仍然存在很大差异。比如美国放射肿瘤学会和美国放射学会制定的指南中，四种放疗方案在成功治疗疼痛性骨转移方面是等效的：30Gy/10 次、24Gy/6 次、20Gy/5 次和 8Gy/1 次。现在医生制定放射治疗方案时会根据患者的个体情况权衡次数和剂量。

07 癌性骨转移痛的放疗选择：内照射还是外照射？

医生会根据每个患者不同的病情进行选择。放射性同位素（如磷32），对骨骼具有高亲和力，长期以来一直用于治疗转移性乳腺癌和前列腺癌。最常用于治疗恶性肿瘤骨转移的 β 粒子放射性同位素是锶 89 和钐 135，可在 1~6 个月内缓解骨痛，但也会引起严重的不良反应，包括白细胞减少症和血小板减少症。此外，锶 89 和钐 135 经肾脏排泄，这会降低它们对泌尿生殖系统恶性肿瘤患者的疗效。而外照射是针对局部骨转移病灶进行放疗，局部镇痛效果通常好于内照射，放疗的不良反应也相对较轻。

08 有些恶性肿瘤骨转移灶，为什么医生要建议先做手术然后再放疗？

骨转移患者的评估要包括病理性骨折发生风险的评估，尤其是发生在承重骨中的转移。比如脊椎骨，如果因为癌细胞的侵犯发生了溶骨，程度较为严重时相当于癌细胞吃光了骨头，可能引起椎骨的完全骨折，就像房子倒塌一样，脊髓、神经受压将导致瘫痪，甚至死亡，这时候先通过外科手术加固骨质就像抢救要倒塌的危房一样，可以预防瘫痪。这样的手术对那些承受重量和扭转力的骨骼最有价值。在经过仔细评估后，挑选合适的患者进行手术固定或椎体成形术，然后再进行外放疗，既可以帮助愈合，又可以减少残留肿瘤细胞引起的持续疼痛。

09 放疗照射骨转移灶，有哪些常见不良反应？

放疗的不良反应分为急性、亚急性和长期等，和每日放疗剂量和总剂量相关。主要的全身不良反应是疲劳，比恶性肿瘤本身导致的疲劳或化疗引起的疲劳还更轻些。急性期不良反应可以根据治疗的区域进行预测，一般来说是温和且可以控制的。局部不良反应包括皮肤反应，如轻度晒伤、皮炎，以及胃肠道不适，如恶心或腹泻。放疗辐射的部位如果邻近黏膜面，有可能出现黏膜炎。与多次放疗方案相比，单次放疗相关的急性期不良反应较少，鉴于大多数转移性癌症患者的预期寿命有限，急性期的不良反应比长期的更被大家关注。

⑩ 已经做过放疗的部位，如果疼痛有反复还可以再次放疗吗？

不一定。据统计，超一半的患者（55%）在先前受过放疗的部位会出现复发性疼痛。对于同一部位已经使用过多次放疗的，再放疗率约为8%。初始放疗为8Gy的单次数放疗，再放疗率为20%。鉴于针对骨癌痛的放疗，癌痛有时会在放疗后的数天到数周内缓慢消退（平均时间为3周），所以再放疗前的最小间隔应考虑为4周，有些人甚至应等待至6周，才会考虑是否进行再放疗。现在还缺少权威数据能描述同一部位多次放疗的风险和不良反应，但放疗专家认为经评估后的再放疗还是相对安全的，有50%~70%的机会缓解疼痛。总之，同一部位多次放疗后再进行照射的益处有争议，具体情况需要和医生沟通后决定。

⑪ 癌性骨转移痛，除了放疗以外还需要配合其他抗肿瘤治疗吗？

抗肿瘤治疗是多模式的，可以根据具体病情联合多种治疗手段。出现骨转移的恶性肿瘤患者，通常意味着该患者进入了疾病晚期阶段，很可能还伴有其他部位的转移（也可能是看不见的转移）。理论上，这个阶段的治疗应以全身治疗为主，包括化疗、靶向治疗及免疫检查点抑制剂等治疗，还可以考虑中医调理。骨转移灶的放疗只是一种局部治疗手段，对全身其他部位，尤其是隐匿的转移病灶无效。所以，在对骨转移灶放疗的同时，要结合患者的病情、体质状况等决定是否联合其他治疗方案。

第六章
癌痛的微创镇痛技术

01. 与药物治疗相比，微创治疗对癌痛患者有什么好处？

02. 癌痛的微创镇痛技术，治疗风险高吗？

03. 微创镇痛技术何时使用为宜？只能在大剂量药物镇痛效果不好的时候使用吗？

04. 微创镇痛治疗后是不是就不用吃镇痛药了？

05. 癌痛微创治疗会影响抗肿瘤治疗吗？

......

01 与药物治疗相比，微创治疗对癌痛患者有什么好处？

药物是癌痛治疗最常用的手段。但药物治疗带来的一系列问题也不能忽视：①长期应用对乙酰氨基酚和非甾体止痛药物如布洛芬、吲哚美辛等，有可能造成肝肾功能、胃肠道以及血液系统的损害；②阿片类药物相关的不良反应，比如严重的恶心呕吐、便秘等无法耐受，让患者无法长期用药，尤其是患者合并化疗或者胃肠功能障碍时，这些不良反应可能会更加严重，从而降低患者的生活质量；③有的患者可能需要较大剂量的阿片类药物才能够达到良好的止痛效果，而大剂量的阿片类药物会降低免疫功能，从而影响后续肿瘤治疗效果。微创治疗如果有效的话，不但可以明显减轻疼痛，还可以让患者少吃很多止痛药物甚至完全不用止痛药物，减少药物治疗相关不良反应。

02 癌痛的微创镇痛技术，治疗风险高吗？

微创治疗的最大的优点就是创伤小且效果好，有的微创治疗（比如腹腔神经丛毁损）术后甚至连针眼都看不到。虽然每一种微创治疗都有可能会发生一些相关并发症，但这些并发症要么是在预期范围内，可以通过预防减少发生，或者对症处理后很快能够恢复（比如腹腔神经丛毁损后发生的一过性低血压和腹泻）；要么是严格按照流程操作，可以避免或者使其发生率很低（比如鞘内镇痛后发生椎管内感染）。因此，只要正确把握适应证、禁忌证，微创技术治疗癌痛的风险很低，在可控范围内。

微创镇痛技术何时使用为宜？只能在大剂量药物镇痛效果不好的时候使用吗？

癌痛治疗的总体要求是在达到最佳效果的同时，不良反应最小。有大约20%的癌痛患者，即使应用大剂量止痛药物效果仍然不佳，或者不良反应（如恶心、呕吐、便秘等）不可耐受，这部分患者需要进行微创治疗。另外，如果患者进行微创镇痛治疗后可以长期不用任何止痛药物，或仅仅应用比原来剂量小得多的药物就可以止痛，或者预期肿瘤治疗效果不佳，后期止痛药物越用越多，效果越来越差，不良反应越来越重，这部分患者建议尽早进行微创止痛。有证据表明，如果有微创镇痛治疗适应证的话，越早进行微创，患者止痛效果越好，生活质量越高，生存时间越长。

综上所述，建议在以下情况尽早进行微创镇痛治疗。

（1）与长期药物治疗相比，预计微创镇痛治疗止痛效果更好，不良反应更轻（比如胰腺癌导致癌性腹痛的患者采取腹腔神经丛毁损治疗）。

（2）应用阿片类止痛药物剂量过大（比如每日超过200mg吗啡或者相当剂量）。

（3）应用阿片类药物导致的不良反应（如恶心、呕吐、便秘等）患者不能忍受。

（4）虽然目前阿片类药物剂量不大，但肿瘤进展迅速，肿瘤治疗已经到三线甚至更晚，预期后续疼痛会进一步加重且治疗更困难，建议尽早或提前进行微创治疗（如鞘内镇痛），以避免需要应用时患者体力不能耐受或者条件不允许（如合并感染、不能保持体位等）。

04 微创镇痛治疗后是不是就不用吃镇痛药了?

癌痛微创镇痛治疗后是否还需要应用止痛药物需要根据治疗效果来决定。根据患者的具体情况不同和采取的微创镇痛方式不同，微创治疗总体有效率（包括疼痛完全缓解和部分缓解）在 50%~90% 不等。如果在微创治疗后，患者疼痛能完全缓解，可以逐渐减少止痛药物的用量，甚至完全停止。如果微创治疗后，患者疼痛明显减轻但不能达到完全无痛，可以减少止痛药物的用量至能控制疼痛的最小应用量。如果微创治疗后患者疼痛没有明显缓解，那么患者仍然需要镇痛药物，甚至还需要增加止痛药物剂量。

05 癌痛微创治疗会影响抗肿瘤治疗吗?

不会。癌痛微创治疗具有效果较好、不良反应小、恢复时间短的特点，大部分可以在肿瘤治疗间歇期进行。更重要的是，治疗后由于患者疼痛减轻，饮食、睡眠、活动能力也会明显改善，因此不但不会影响抗肿瘤治疗，反而因为体力状况改善，耐受后续肿瘤治疗的能力也会大大提高。一部分原来不能耐受肿瘤治疗的患者，甚至可能由于微创治疗后疼痛减轻和一般状况好转，反而增加了抗肿瘤治疗的可能性。

06 癌痛微创镇痛治疗技术有哪些?

根据微创镇痛治疗方式的不同，一般可以分为以下几类。

神经阻滞治疗

短暂性可逆性地阻滞神经，同时通过联合应用的激素等药物改善神经周围水肿，从而达到止痛目的，如选择性神经根阻滞。

神经根或神经节射频毁损治疗

通过射频方式不可逆地阻断神经根或神经节，达到长期止痛的目的，如三叉神经半月神经节射频治疗三叉神经痛、背根神经节射频治疗癌性肋间神经痛等。

化学性神经根或神经丛毁损治疗

通过化学药物如无水酒精等毁损神经根或神经丛，达到长期止痛的目的，如腹腔神经丛毁损治疗癌性上腹痛（胰腺癌、肝癌、胃癌的腹痛常用）。

鞘内镇痛治疗

通过埋置的管道系统将阿片类药物直接注入到蛛网膜下腔，使药物直接作用于中枢，从而使药物效果更好，不良反应更轻，甚至原来药物治疗无效的癌痛患者也有可能有效。理论上，在达到相同止痛效果的前提下，鞘内镇痛的药物应用剂量仅仅为口服剂量的 1/300。

经皮椎体成形术（PVP）

通过小切口将特制的手术器械放置在患者脊柱压缩骨折或者骨转移的部位，在压缩骨折或骨转移的部位直接注入骨水泥，使被压缩或肿瘤侵犯的椎体得以加固，从而达到迅速止痛的效果（PVP）。如果先用球囊将压缩的椎体撑开部分复位，然后注入骨水泥，则称为经皮球囊扩张椎

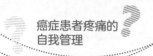

体后凸成形术（PKP）。

·其他治疗

如粒子植入治疗、肿瘤消融治疗等。

07 癌痛的微创治疗做一次可以镇痛多久？

不同的微创镇痛技术，持续的时间也不一样。

神经阻滞技术一般是可逆性治疗，针对炎性疼痛。如果注射后无菌性炎症消失，则疼痛很快消失。但如果疼痛诱因没有去除，无菌性炎症或损伤再次出现，或者疼痛不是无菌性炎症导致而是其他原因导致，则会很快再发生疼痛。

神经阻断（毁损）包括神经干、神经节以及神经丛的阻断（毁损）治疗，一般适合于癌性神经痛的患者，比如颌面部肿瘤导致的继发性三叉神经痛可以采用半月神经节阻断，肋骨转移导致的肋间神经痛可以采用背根神经节或肋间神经阻断，胰腺癌导致的腹部疼痛可以采用腹腔神经丛阻断等。一般来说，做一次神经阻断治疗，如果有效，止痛效果可以维持3~6个月；由于创伤较小，如果疼痛再次复发，可以重复进行。

鞘内镇痛是持续性在蛛网膜下腔给予以阿片类药物为主的止痛药物，只要定期更换药物，止痛作用就会一直持续，有报道称可以维持5~10年甚至更久时间。但长时间鞘内镇痛也有可能产生阿片耐受导致效果变差。

经皮椎体成形术是对被肿瘤侵犯的或压缩性骨折的部位进行加固，有效的话可以持续有效，但需要联合进一步全身抗肿瘤治疗或者局部放疗才能取得更好的效果。

08 神经阻断后，患者还能走路、活动吗?

神经阻断包括感觉神经阻断和交感神经阻断。我们的四肢主要是由脊神经（包括感觉神经和运动神经）支配，其中运动神经支配相应支配区的活动，感觉神经支配相应区域的感觉。由于传导疼痛的感觉神经往往和运动神经伴行，上肢和下肢的疼痛如果采用神经阻断，虽然疼痛有可能得到控制，但极有可能在感觉神经阻断的同时损伤运动神经，从而导致运动功能障碍，所以上肢和下肢的疼痛一般不适合采用感觉神经阻断。只有胸部的疼痛适合（单根甚至一侧的胸部神经失去功能一般不会影响呼吸和运动）。当然，如果上肢或者下肢由于肿瘤侵犯已经失去了运动功能，在合适的情况下也可以考虑采用感觉神经阻断。

交感神经一般不和运动神经伴行，因此交感神经阻断不会导致运动障碍。但交感神经阻断后，比如腹腔神经丛毁损，由于血管扩张和内脏运动加快，有可能会产生一过性低血压和短暂性腹泻。对症处理后可以很快恢复。

综上所述，只要把握好适应证，神经阻断在可以达到良好镇痛的同时，完全不会影响术后患者的活动。

09 头面部癌性疼痛，可以用什么微创技术来治疗?

头面部癌性疼痛原因比较复杂，往往是包括神经痛和肌肉软组织炎性痛的混合性疼痛，单纯药物治疗常常效果不佳。头面部癌性疼痛可以根据疼痛部位采用三叉神经半月神经节或者分支（如眶上神经、下颌神经等）毁损，降低止痛药物剂量。有时通过微创镇痛也很难完全控制疼痛，对于药物治疗和神经毁损效果均不佳的患者，也可以考虑经枕大池穿刺脑室内置管镇痛。

⑩ 肺癌导致胸痛，可以用什么微创治疗？

肺癌转移至肋骨或者胸膜经常导致胸痛，并且表现为神经病理性疼痛，单纯药物镇痛往往效果不理想。转移至肋骨导致的疼痛可以考虑相应肋间神经阻断或者背根神经节射频毁损，也可以考虑联合粒子植入治疗。转移至胸膜导致的疼痛如果药物治疗效果不佳且范围较广，肋间神经或者背根神经节阻断往往效果也不佳，可以考虑行鞘内镇痛治疗。

⑪ 胰腺癌、胆管癌等导致上腹痛的患者，为什么微创治疗比药物治疗效果更好？

胰腺癌、胆管癌往往会导致癌性上腹痛。对于这种癌性腹痛，阿片类药物治疗往往效果不佳，同时肿瘤本身会使患者产生恶心、呕吐、便秘等胃肠道不良反应，应用阿片类药物后恶心、呕吐和便秘等症状可能加重，会使患者更加难以耐受阿片类药物治疗。这种癌性上腹痛可以应用腹腔神经丛毁损治疗。由于这种治疗创伤小、有效率高（可达80%以上），同时腹腔神经丛毁损后患者因交感神经抑制而胃肠蠕动增加，阿片类药物的使用剂量也大大降低，因此胃肠道相关不良反应如恶心、呕吐、便秘等也明显减少。因此，胰腺癌、胆管癌以及腹膜后转移等原因导致的癌性上腹痛患者，如果有适应证，尽早采用微创治疗可以比单纯药物治疗获得更好的止痛效果，不良反应也大大降低，患者生活质量更高。

⑫ 结直肠癌、宫颈癌等导致下腹痛的患者，可以用微创技术镇痛吗？

结直肠癌、宫颈癌等导致的下腹部疼痛一般由上腹下神经丛传导。因此，与腹腔神经丛毁损治疗癌性上腹痛类似，癌性下腹痛患者，可以应用上腹下神经丛阻断（毁损）技术。这种技术也是应用直径 0.7mm 左右的穿刺针进行穿刺注药，因此和腹腔神经丛毁损一样，具有创伤小、效果好的特点，建议有适应证的患者尽早应用。

⑬ 放射性直肠炎，肛门会阴部疼痛，有什么好办法吗？

放疗是肿瘤治疗的常见手段。但宫颈癌、前列腺癌、直肠癌等患者在进行放疗后，由于放疗对直肠的损伤，会导致直肠黏膜产生炎性渗出、糜烂甚至坏死，从而出现大便带血、肛门疼痛和里急后重等症状。轻症患者有自愈的可能，重症患者有可能症状长期存在，迁延不愈，甚至出现肠瘘、梗阻等症状，严重影响生活质量。

除了常规高蛋白、高热量、低纤维素、低脂饮食，口服益生菌和营养等常规治疗外，应用甲硝唑、黏膜保护剂、止血药物、医用三氧等联合灌肠以及口服止痛药物也可以明显缓解放射性直肠炎的相关症状。内镜治疗和高压氧治疗也有可能有效。对于直肠糜烂导致肛门坠胀疼痛、药物治疗效果不佳的患者，可以进行奇神经节毁损。直肠阴道瘘、直肠膀胱瘘导致的严重疼痛，药物治疗效果不佳的患者，可以采用鞘内镇痛。

⑭ 抗肿瘤药物引发周围神经病变导致手足麻痛，有什么好的治疗方法？

　　化疗、靶向治疗都是肿瘤治疗的常用手段，但也会带来一定的不良反应。铂类化疗药如奥沙利铂、顺铂，紫杉醇类化疗药以及蛋白酶体抑制剂硼替佐米、抗体偶联抗癌药维迪西妥单抗等药物在多次应用后，可能会产生药物剂量相关的四肢末端麻木、发凉以及刺痛、麻木痛症状，严重的可能出现肢体远端无力，精细感觉受损甚至走路困难等症状，即"抗肿瘤药物相关的相关周围神经病变"。这些症状往往不会随着时间延长而减轻，甚至会随着时间延长而加重，会给患者生活质量带来严重影响。

　　目前抗肿瘤药物相关的相关周围神经病变没有特别好的治疗药物。常用的神经营养药物（如甲钴胺、B 族维生素、神经妥乐平等）、治疗神经痛药物（如加巴喷丁、普瑞巴林和度洛西汀等）、止痛药物（如非甾体药物、曲马多及阿片类药物等）以及一些中医中药等可能对轻症患者有一定的缓解作用，但对重症患者往往效果很差。

　　近年来开展的交感神经射频调控治疗在这方面取得了较好的效果，对下肢症状的缓解效果尤其明显。射频调控治疗后，由于下肢的血管扩张，微循环改善，术后患者会立即感到下肢发热，疼痛缓解。在微循环改善后，由于蓄积的有毒物质得以排除，受损的微小神经逐渐得到修复，下肢的麻木症状也会逐渐缓解，肢体活动也有可能得以改善，总有效率可达 70% 以上。腰交感神经射频只需要射频针穿刺，创伤也比较小，建议症状较重的抗肿瘤药物相关的相关周围神经病变患者可尽早采用此方案缓解症状。

第七章
PCA 镇痛技术

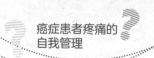
01 疼痛不好治，镇痛泵有大用处

镇痛泵实际上是一种带着微电脑的输液装置，完整的名称叫做"患者自控镇痛技术"，英文缩写为 PCA，泵里面放的是各种镇痛药物，它以比较稳定地输注药物来缓解疼痛，这样可以用更少的药物达到更好的镇痛效果。这种装置可以用于癌痛，也可以用于术后镇痛、分娩镇痛等，效果好又便于携带，临床上十分实用。

02 镇痛泵有好多种，哪一种最好？

没有最好的，只有最合适的。在疼痛专科治疗中，患者自控镇痛技术（PCA）根据不同的作用部位分为皮下镇痛泵、静脉镇痛泵、硬膜外镇痛泵、鞘内镇痛泵等。PCA 治疗范围较广，像术后痛、癌痛、烧伤疼痛、创伤疼痛、神经灼痛、心绞痛、介入痛等都可以用，不过药物和剂量参数设置是大有区别的。用于癌痛，临床常用的有静脉 / 皮下 PCA 和鞘内镇痛泵。硬膜外镇痛也可以选择，不过从长期管理的角度讲，鞘内镇痛比硬膜外镇痛更加适合慢性疼痛治疗。在疼痛比较复杂时，这些泵还可以联合起来镇痛。比如，有些患者需要的阿片类药物量非常大，当鞘内镇痛泵还嫌不足时，可以和静脉 PCA 技术、口服药物联合起来，也就是多模式镇痛技术。在医学上，无论是药物或者微创技术等，都要根据患者的病情具体情况具体对待，所以，无所谓最好的，只有最合适的。

⑬ 镇痛泵里用的都是什么药？

PCA 泵里的药物，有时候单独使用一种药，有时候联合应用 2~3 种药。对于癌痛，阿片类镇痛药用得多，比如吗啡、氢吗啡酮、芬太尼 / 舒芬太尼等。有时候也会联合一些辅助药物，比如右美托咪定、咪达唑仑等。当 PCA 用于不同的用药途径时，选择的药物也会有所调整。比如，当 PCA 进入硬膜外或者蛛网膜下腔时可以选择阿片类药物联合局麻药（罗哌卡因、利多卡因等）。在选择联合用药时要注意药物的配伍禁忌和药物的相互作用，并不是药用得越多越好。就算是同一个药物，比如吗啡，因为患者的疼痛程度不一样，所需剂量也会有很大不同。所以每个患者的用药和剂量都可能是不一样的，这很正常。

⑭ 为什么各种镇痛泵的外观很不一样？

镇痛泵装置根据构造不同分为两种。一种是电子泵，通过微电脑泵头能控制输入剂量，它能更加精密准确地调整参数，目前临床上使用较多，我们说的患者自控镇痛技术（PCA 技术），就是用这样的微电脑泵。另一种是一次性的自控泵，主要用于术后镇痛、分娩镇痛等短时间镇痛。一次性自控泵是一种简易的机械泵，它由两部分组成：一部分为管型注射泵部分（外面由硬塑料制成，里面有一个贮药囊，装有镇痛药），另一部分为控制部分（带有按钮的小型塑料盒）。当患者感到切口疼痛时，只要轻轻按压塑料盒上的按钮，一次小剂量的止痛药便可注入体内，可以快速缓解疼痛。而用于癌痛的 PCA 技术，由于药物剂量参数设置要求比较高，还可能经常需要调整参数，是必须使用微电脑电子泵的，安全系

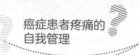
数也会大大增加。

05 自控镇痛泵的药物剂量设置有优势：灵活调整，方便镇痛

随着医学的进步，我们使用的 PCA 泵通常都是电子模式，一方面我们可以放置不同种类、不同浓度的药物，另一方面，它可以根据不同患者的年龄、体质、疼痛程度等不同情况来设定输注的速率，来满足患者的需求。而且镇痛泵上还有一个小尾巴，为单次控制药量部分，疼痛的时候按压一次就可以增加一个额外输注剂量来缓解，使得疼痛治疗更加个体化。在镇痛泵运行一个时间间隔后（这个时间由医生决定），医生可以根据患者的疼痛情况，随时调整微电脑泵上的参数设置，改变药物剂量，使镇痛变得更加灵活、有效。

06 使用自控镇痛泵的不良反应会很大?

一般来说，PCA 泵本身不会带来什么不良反应，患者的各种不适主要源于镇痛泵内的药物。以阿片类镇痛药物用于静脉自控镇痛（PCIA）为例，比如吗啡、氢吗啡酮、舒芬太尼这些药物，常见的不良反应依然是恶心、呕吐、便秘、头晕、口干等。和口服同类药物比较，当药物直接以固定剂量持续、缓慢地进入体内时，生物利用度更高，患者血药浓度更为平稳，这些不良反应只会比口服或贴皮时更少。即便出现不良反应，也可以及时调整电子镇痛泵上的参数设置。现有的临床研究已证明，使用 PCIA 后的癌痛患者生活质量明显改善，所以无需担心不良反应。

07 用了静脉 / 皮下自控镇痛泵（PCIA/PCSA）后会影响放化疗进行吗?

不影响。PCA 泵的使用是为了缓解患者目前存在的疼痛，并不影响任何的抗肿瘤治疗，同时有效缓解疼痛还可以改善患者的食欲、情绪、睡眠等。有很多医学研究上的证据表明，早期、及时干预疼痛可以增强抗肿瘤治疗效果，延长生存期。

08 PCA 简介：爆发痛治疗的黄金通道

PCA，也就是患者自控镇痛技术，最大的特色就是医生设置了药物参数，但把疼痛管理权交到了患者手上。PCA 一般都会设置一个背景剂量（也可以不设），以及一个固定值的单次给药剂量和锁定时间。当患者出现爆发的疼痛时，可以自己按压 PCA 装置上的一个给药键（医生会称之为 bolus），预先设置好的适量的镇痛药就会通过装置注入体内。无论通过皮下或静脉给药，PCA 装置中的镇痛药起效都比口服药物快，因此镇痛效果也是立竿见影。这样一来，对于爆发痛反反复复出现的患者而言，控制疼痛就变得非常方便。而且，PCA 装置中有"锁定时间"这个参数存在，也就是说在医生预设好的安全时间内，连续按压是不会有药物连续释放的——可见也不用担心按得多了会有不良反应。PCA 装置小巧灵活，可以随身携带，不会影响患者身体活动。所以，我们称 PCA 技术是"爆发痛治疗的黄金通道"。

⑨ PCA 镇痛优势：快速有效，减轻药物不良反应

癌痛属于慢性疼痛，持续存在，且疼痛强度会随疾病变化。在口服药物不能很好控制疼痛的情况下，PCA 有助于及时、迅速改善疼痛。对于一些阿片类药物不良反应比较大的患者，选择使用 PCA 镇痛时，药物从口服吸收转换为静脉恒定速率输注，所需阿片类药物剂量可能减少，而一旦血液中的阿片类药物浓度平稳，不良反应也将会减少。疼痛改善、不良反应减少后饮食、睡眠自然可以好转，这样才能加快机体免疫功能的恢复、增强患者体质，更有利于抗肿瘤治疗发挥效果，有利于患者早日康复。

⑩ 没有合适的静脉通路走镇痛泵？可以试试皮下自控镇痛泵（PCSA）

静脉自控镇痛技术（PCIA）在临床应用较多，但是也会产生一些问题。比如，不是每个患者都有输液港、PICC 置管之类，或者有这些静脉通路，可是正用于输注其他药物如抗菌素等等。那么，当患者需要 PCA 镇痛时，该把针往哪儿打呢？这时候，一部分患者可以选择皮下自控镇痛技术（PCSA）。PCSA 的针头端必须牢固固定在患者皮肤上，埋针部位一般选取肚脐边上、上臂、前臂的皮下组织，这些部位相对便于固定埋针，埋针不至于随身体活动滑出去。治疗时，阿片类镇痛药通过皮下组织吸收进入人体，起到镇痛效果。PCSA 操作十分方便，不过皮下输注对药物的容积量有要求，所需阿片类药物剂量较大时吸收不易，容易出现"鼓包"现象，所以所需阿片类药物剂量比较大的癌痛患者不适合这种方

法。另外，当患者穿刺局部有组织水肿、感染或者出血情况时也不适合
选择 PCSA。

⑪ 硬膜外自控镇痛（PCEA）和静脉自控镇痛（PCIA），能自己选择吗?

肯定不能，需要医生决定用哪种。

（1）两种镇痛泵使用的器材有类似之处，但是导管放置的位置不同，
药物作用方式也不同。硬膜外自控镇痛泵连接的导管是留置在椎管内的，
也就是从患者的脊背上穿刺埋管，虽然导管细软并不影响起卧，但穿刺
置管时需要患者配合特殊体位——侧卧弓背。有些外伤后、椎间盘突出
明显或脊柱手术的患者、凝血功能障碍的或者伴有感染的患者都不能使
用这种镇痛方式。硬膜外自控镇痛可用于短期镇痛（比如术后镇痛），长
期的慢性癌痛如果需要从脊髓水平给予阿片类药物，还是建议放置鞘内
自控镇痛泵。而静脉自控镇痛泵连接的一般是输液港、PICC/CVC 置管这
样的装置，体位上没什么特殊要求。医生一般不选择从浅静脉留置的导
管走 PCA，这样不但容易堵管，还会限制患者肢体活动，同时浅静脉置
管非常容易滑出。可以这么说，用于癌痛的镇痛泵从静脉走泵操作上更
便捷些，临床上使用也更多。

（2）从药物吸收的角度来讲，以吗啡为例，从硬膜外吸收和从静脉
内吸收比较，硬膜外所需要的量更少。硬膜外镇痛，除阿片类药物（比
如吗啡）外，经常会联合一些局麻药，比如罗哌卡因，能加强镇痛效果，
减少阿片类药物的用量。

两者的区别可以简单理解为，硬膜外是脊髓水平镇痛的局部用药（静
脉是全身用药），导管留置的位置和静脉泵不同。从长期使用角度而言，
硬膜外镇痛并不适合癌痛的长期用药管理。

⑫ 镇痛泵导管掉出来了，怎么办?

无论哪种自控镇痛泵，硬膜外泵、静脉/皮下泵，或者鞘内泵，一旦导管滑出，请立即就医。自控镇痛泵是由椎管内或静脉/皮下内置套管针连接，体内部分必须无菌。如果内置导管被拉出来了，那么绝对不能再重复使用。如果病情需要继续使用，则须重新进行静脉/皮下或硬膜外的穿刺。

⑬ 自控镇痛泵用久了人会变傻?

自控镇痛泵的原理是通过持续、稳定地泵注阿片类药物或联合局麻、镇静药物治疗慢性疼痛，并将爆发痛管理权交给患者的镇痛方式。疼痛患者往往饮食、睡眠都受到影响，心情抑郁、无精打采，良好的镇痛不仅可以增加食欲、增强免疫力，还能改善认知功能，这一点是医学界公认的。自控镇痛泵内使用的药物是临床上常用的阿片类药物，比如吗啡、芬太尼、氢吗啡酮等，这些药物可能有轻度不良反应如口干、头晕、恶心等，这些是可以适应的，也可以通过简单的药物治疗来缓解。有时候，药物剂量偏大时也会发生嗜睡、镇静，不过完全可以通过调整剂量来改善症状，不会损伤脑细胞。

⑭ 全身都痛，今天这里痛，明天那里痛: PCA 可以用吗?

癌痛中出现全身游走性疼痛多半是癌性神经病理痛的表现。在准确评估疼痛性质的前提下，口服镇痛药物效果欠佳时可以尝试静脉 / 皮下镇痛泵镇痛。尤其一些患者口服药物有困难，或者消化道功能不健全，药物吸收较差，疼痛又比较严重时，静脉自控镇痛泵可以快速高效地缓解疼痛。静脉直接给予阿片类药物可以作用于全身，迅速达到持续、平稳的镇痛状态，并且可以高效地计算出所需镇痛药物的总量，镇痛同时还能快速完成剂量滴定，需要的话可以短时间内转化成口服药物。

⑮ 静脉 / 皮下自控镇痛泵可以用多久？会停止工作吗？

微电脑的 PCA 泵，储药袋使用完毕后需要更换。电子泵头部分可以重复利用，只需更换电池即可。如果是机械泵，多为一次性使用泵，根据患者的病情配置镇痛药物，药袋中药物使用完毕需重新更换整个装置。

⑯ 头晕又恶心，这是 PCA 引起的吗？

头晕、恶心主要还是由于镇痛泵中的阿片类药物引起的。无需紧张，请及时告知医护人员，可以适当地使用一些止吐药物来缓解，在疼痛控制较好的前提下也可以适当减少阿片类药物剂量。恶心、呕吐这些不良反应随着药物使用时间的延长是可以慢慢耐受的，疼痛控制好后，食欲也会慢慢好起来的，要有信心！

⑰ 身上带着个 PCA 泵，可以洗澡吗？

可以洗，但需注意保护输注通路，谨防感染。例如静脉镇痛泵，主要是镇痛泵的导管跟静脉针相连接来输注药物，所以如果患者需要洗澡，可以将其连接分开，洗完之后再次连接。一定要保护好静脉穿刺皮肤的部位不被水污染，再次连接时候要经过严格消毒。

⑱ PCA 也没控制住疼痛，还有其他办法吗？

PCA 技术是我们在对付比较顽固的癌痛时常用的一种微创技术，但不是唯一一种。如果 PCA 应用效果不佳，应该联系专科医生，完善检查，判断疼痛的部位、性质、疾病有否变化等，包括一些心理上的因素，这些都会影响疼痛控制。每个患者情况不一样，可以考虑其他微创技术，比如粒子植入或者神经阻滞等等，也可以联合多种药物，比如联合一些镇静药物。这些微创技术和抗肿瘤治疗（放疗、药物治疗）并不冲突，有条件的患者还可以通过多学科讨论，综合治疗。

⑲ 是不是得阿片类镇痛药的用量很大才考虑使用镇痛泵？

没有这回事。疼痛控制不理想的患者，有可能是阿片类镇痛药口服 / 贴皮剂量很大，也有可能阿片类药物用量不大但不良反应极大无法坚持用药。以上 2 种情况都可以使用 PCA 技术。是否上泵主要还是看疼痛控制的情况，或者说是阿片类镇痛药正负反应的平衡情况。另外，PCA 技术还可以用于重度癌痛患者阿片类药物的滴定，快速有效地计算所需阿片类药物的总量，转化为所需的口服药物。因此，使用镇痛泵与否和镇痛药物剂量没有关系，和疼痛程度、药物不良反应有很大关系。

⑳ 患者用了自控镇痛泵是不是必须躺着不动?

当然不是，无论哪种自控镇痛泵都不影响身体活动。无论是静脉 / 皮下自控镇痛，还是硬膜外、鞘内的自控镇痛，都完全不需要约束患者的身体活动，疼痛得以良好控制后反而可以改善患者的行动能力。当然，自由活动的同时需要记得保持穿刺创面的干燥与无菌。

㉑ 为什么皮下自控镇痛泵的针头 3~5 天就得换?

皮下自控镇痛泵的埋针原理与皮下注射相似，是要将药物注入皮下脂肪层，使药物有效吸收。变换注射位置是非常重要的，因为在同一个位置长期注入药物会造成局部瘢痕，有可能使脂肪组织硬化，形成硬结，这样会影响药物的吸收。一般要求 3 天左右（最迟 5 天）更换一次注射针头，同时也更换一下输注部位，以免影响药物吸收。

第八章
癌痛的鞘内镇痛和
脊髓电刺激

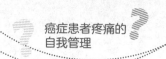

01 鞘内镇痛泵：强效镇痛、不良反应少

鞘内镇痛是用止痛泵装置将镇痛药物输注到背部脊柱中间内（医学上称这个部位为蛛网膜下腔），药物能直接作用于脊髓上（这个地方是身体的疼痛中转站，相当于直接给药到管理疼痛的中枢神经上），阻断疼痛信号向大脑传递的一种疼痛治疗方法。鞘内镇痛不影响身体活动，却有非常强效的镇痛效果，相对口服、贴皮等全身使用止痛药的方式，不良反应发生率非常低，是各种慢性、顽固性疼痛的理想镇痛方法。

02 和口服、贴皮、静脉或皮下注射的阿片类药物比，鞘内镇痛有哪些优势?

鞘内镇痛主要有两大优势。

· 鞘内镇痛效果非常强

根据统计，鞘内镇痛吗啡用量仅需口服吗啡用量的 1/150~1/300 即可达到相应程度的镇痛效果，因此仅需极小剂量的阿片类药物（主要是吗啡）就能达到非常强的镇痛效果。

· 不良反应非常小

口服、贴皮或静脉使用的阿片类药物都是作用于全身的，恶心、呕吐、便秘比较常见，不良反应严重时会导致患者生活质量很差。鞘内镇痛药物作用于脊髓和大脑，药量极小，属于局部用药，因此全身性给药相关的不良反应小，恶心、呕吐相对较少，很少引起便秘。有些癌痛患者对口服、贴皮的阿片类药物不良反应很大，影响生活质量，换用鞘内镇痛就可以解决这一难题。

03 装个鞘内镇痛泵，会非常麻烦吗?

这是微创手术，不麻烦。鞘内镇痛泵有两种：一种是半植入式鞘内泵，通过微创外科手术将输送止痛药的导管埋在体内，在腹壁上通过专用的无损伤针连接体外的镇痛泵，用体外镇痛泵持续泵注止痛药，每 2 周更换 1 次镇痛泵药盒；另一种是全植入式鞘内泵，通过微创外科手术将输送镇痛药的导管和镇痛泵（美国进口，约鸭蛋大小）全部埋在体内，镇痛泵里有 20~40ml 容积量的储药囊，按时补充镇痛泵药囊里的止痛药（每次添加间隔最长 6 个月）。这种全植入式鞘内泵目前无法纳入医保报销，费用上比较高，不过更加美观（体表无创面），生活中更为便捷。

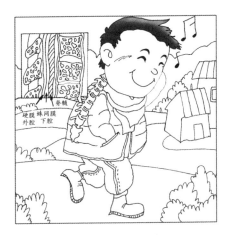

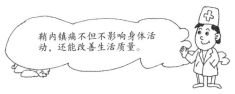

鞘内镇痛不但不影响身体活动，还能改善生活质量。

04 用了鞘内泵以后还能进行抗肿瘤的药物治疗或者放疗吗？

完全可以。鞘内泵主要作用部位在脊柱内部的脊髓，药物作用于神经系统，一般不影响肿瘤原发灶和转移灶的药物治疗（比如化疗、靶向治疗、免疫治疗）和放疗。需要注意的是：①化疗后一周内，因白细胞、血小板等受到抑制，不能立即行鞘内泵手术；②鞘内泵手术部位建议避开肿瘤病灶及其附近；③鞘内泵术后一周内不建议立即进行化疗，避免影响手术切口愈合，增加鞘内泵埋植区感染和中枢系统感染风险。

05 用了鞘内泵镇痛，对抗肿瘤治疗的随诊复查有影响吗？

要看选用的是哪一种鞘内镇痛方式。如果选择的是全植入鞘内泵（比较贵的那种），则常规的验血、心电图、CT、磁共振（3.0T 及以下）等检查都不受影响，甚至在体力情况好的时候游泳、登山、乘坐飞机过安检都不受影响。如果是半植入鞘内泵，常规的验血、心电图、CT 等检查不受影响，但因皮肤穿刺针和镇痛泵是金属，在做磁共振前，需要医务人员拿下外置镇痛泵和穿刺针，待磁共振检查结束后再由专业医务人员在严格消毒情况下，重新进行无损伤针穿刺（必须使用新针），并重新开启止痛泵。对于半植入的鞘内泵，由于有体外部分装置，游泳是肯定不行的。

06 鞘内镇痛泵，如何居家管理?

鞘内泵可以带回家去，居家管理主要是 3 个方面。

·感染问题

鞘内泵作用于中枢神经系统，因此对避免感染要求非常高。半植入鞘内泵有无损伤针穿刺在皮肤上，需要确保穿刺针处清洁，贴膜完整、无破损，每周更换一次保护贴膜，如果有破损需要立即更换；连接导管发生脱离等情况，务必立即关闭镇痛泵，夹闭输液管路上的开关，并立即前往医院进行进一步处理。

·设备的故障和报警问题

包括电池耗竭、堵塞报警等，一旦发生，要联系主管医师进行相应处理。

·安全问题

如果鞘内泵按压次数较多，会在短时间内注入较大剂量的止痛药，可能会出现恶心、呕吐、头晕、嗜睡等不适，严重者可能危及生命。所以居家管理期间要注意根据疼痛情况和实际需要按压，如果疼痛有变化要联系主管医师，并在主管医师监督下进行处理，不能自行更改运行参数。如果选择的是全植入鞘内泵，那么前两个问题的发生几率更低，患者也无法自行更改参数。

⑦ 鞘内镇痛泵没电了怎么办?

全植入鞘内泵在正常使用情况下,电池寿命为 6~7 年,若电池耗竭,需再次进行手术,更换鞘内泵体。半植入鞘内泵的常规电池可用 3~5 天,若电池用尽,可更换新电池,然后重新开机,点击运行即可。操作过程中如有疑问,一定要和主管医师联系,必要时在主管医师指导下进行,将运行参数拍照或录像经主管医师确认无误后再运行。

⑧ 鞘内镇痛泵报警堵塞了怎么办?

居家期间半植入鞘内泵出现堵塞报警,可先自行检查管路是否打折,镇痛泵主机与药盒是否连接紧密,皮肤上的无损伤针是否有脱出的可能。排除上述因素后,按压机器上的解除报警按钮,重新启动机器。若经初步排查并重新启动后仍有报警信号提示设备堵塞,应该联系主管医师进一步排查原因,最好前往医院进一步处理。全植入鞘内泵一般不存在这个问题。个别长期使用鞘内泵的患者有可能发生体内导管末端纤维鞘形成,导致设备报警提示堵塞,不过这种情况发生率很低。

⑨ 做了鞘内镇痛泵能洗澡吗?

全植入鞘内泵完全在体内,若手术切口愈合良好,是可以正常洗澡的,但不建议进行热水泡澡或泡温泉,因为较高的热水温度可能会影响鞘内泵主机运行速率和电池寿命。半植入鞘内泵因皮肤上有无损伤针,为避免感染，穿刺针处不允许接触洗澡水，因此不可泡澡，可以使用湿毛巾擦拭身体。再次提醒，皮肤无损伤针穿刺处不可接触水，若保护膜破损或不小心接触水后，要前往医院重新消毒，更换保护膜，必要时更换穿刺针。

⑩ 做了鞘内镇痛泵，可还是很痛怎么办?

鞘内泵可以理解为一种特殊的镇痛手段（改变了吗啡的给药方式），优点是镇痛效果比常规镇痛药效果更强，所需剂量小，不良反应也少。但当病情严重或疼痛复杂、广泛、剧烈时，单用鞘内泵不一定能完全控制住，这时可考虑多模式镇痛方案，如多种药物联合治疗、多种镇痛治疗技术联合控制疼痛，比如神经阻滞、神经毁损和射频等。

⑪ 各种镇痛方法都控制不住的癌痛，最后才会选择鞘内镇痛吗?

不是这样。曾经很多医务人员和患者都认为鞘内镇痛泵作为一种"杀手锏"技术，应该在其他各种方法都控制不佳的情况下作为最后的选择。现在经过了大量临床实践发现，鉴于鞘内泵的特点（比如镇痛作用强、不良反应少、对肿瘤患者免疫抑制弱等特点），现在医学界的疼痛专家推荐早期使用鞘内泵。这样做既可以明显减轻疼痛，又能提高患者生活质量。良好的镇痛效应能带来食欲和体力的改善，才更有利于免疫功能的提高，对于抵抗肿瘤转移和抗肿瘤治疗具有积极的影响。因此，针对具有鞘内镇痛适应证的癌痛患者，我们建议早期进行鞘内镇痛治疗，而不是把鞘内镇痛当做全身给药失败的最后一道防线。当癌痛患者的疾病进展到终末期时，一般情况比较差，或者伴有感染、出凝血功能障碍，往往已经失去了鞘内镇痛的机会了，十分可惜。

⑫ 脊髓电刺激：顽固性癌痛可以考虑尝试的治疗方法

脊髓电刺激疗法（俗称镇痛起搏器，英文缩写是 SCS），是在影像设备引导下，通过穿刺把脊髓刺激器的电极安放到椎管的硬膜外腔，然后用电流刺激脊髓上的神经细胞（主要是背柱的传导束和后角感觉神经元），从而在疼痛部位产生一种舒适的酥麻感，不但可以覆盖原有的痛感，还能干扰、阻止疼痛信号向大脑传递，由此达到治疗疼痛的目的。这种微创治疗方法的有效性及安全性已经在世界范围内得到验证，具有长期的治疗效果，它不破坏神经结构，具有可逆性，是慢性顽固性疼痛患者的一种选择。

⑬ 所有的癌痛都能做脊髓电刺激吗？

一定要经过专业人员的评估。从专业的角度来讲，目前脊髓电刺激治疗慢性癌痛并不是一种常规性的技术，也没有被广泛应用。举个例子，国外有专家总结了 52 名癌痛患者的脊髓电刺激治疗，45 名在植入后不同时间段得到 50% 以上的疼痛缓解，但随着病情的发展，癌痛患者从最初疼痛缓解了 80%，到 1 年后疼痛只缓解了 20%，可见这个技术也不是万能的。但是临床上一些顽固、难治的癌痛，或与神经病理性疼痛相关的疼痛，形成外周或（和）中枢敏化的，可以考虑植入脊髓电刺激。有部分因治疗癌症（如手术、放疗、化疗等）引起的疼痛，其中 40% 为神经病理性疼痛，也可以考虑植入脊髓电刺激，且效果良好。癌症手术后的疼痛，例如疼痛性淋巴水肿、截肢后残肢疼痛（包括幻肢疼痛）、妇科手术后盆底疼痛，以及开腹手术、乳房切除术、根治性颈部清扫术、开胸手术后的疼痛同样可以考虑植入脊髓电刺激。放射治疗会引起医源性神经损伤，包括神经丛病、脊髓病和周围单神经病变，比较常见的有臂丛神经病变、盆腔放疗后的腰神经丛病变和颈椎放疗后的脊髓轴向神经病变，这些病变引起的疼痛如果对常规镇痛药物治疗效果不满意，也可考虑植入脊髓电刺激。

⑭ 脊髓电刺激植入后是一种什么感觉?

患者在植入脊髓电刺激后会感觉一种麻痒感覆盖疼痛的区域，这种麻痒感通常在大家的承受范围内。另外，患者还能够感受到疼痛区域的温热感，并能观察到刺激区域皮肤颜色变红。电流刺激较大时会有电击感，此时可将电流调小。随着患者体位变化，麻痒感有可能会有变化：平躺时电刺激的感觉会增加，俯卧位或侧卧位时电刺激的感觉会减轻，患者可利用遥控器进行适度调整。

⑮ 脊髓电刺激术后可以随意活动吗?

虽然微创手术对身体影响比较小，术后还是应该注意伤口愈合情况。建议患者不要突然翻身、弯腰、过度拉扯，从而防止电极移位、脱落或手术局部疼痛。背部放置电极的位置可能会稍感不适，但这种不适是暂时的，之后会逐渐缓解。在短期体验治疗期间，患者可能会在某些日常活动、体位变化时感受到刺激强度的变化，可以根据自身感觉情况进行

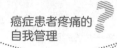
调节，比如夜间患者可能对刺激更加敏感，可适当调小电流。当患者不能感受到电流时，脊髓电刺激仍然在发挥作用，电流的调整应当尽量让患者感觉不到疼痛。

⑯ 脊髓电刺激的居家管理会不会很麻烦？

不会，不过有情况时要及时和医生沟通。脊髓电刺激术后要在医生的指导下调整脉宽、电流和电压，这样才能使疼痛最小化、麻痒感最小化，达到舒适的感觉。患者出院回家后可以根据自身感受使用患者遥控器进行调节，主要是避免突然大幅度的扭转脊柱和变换体位，当电流感突然增加时应该立即使用遥控器将脊髓电刺激关闭，然后再重新打开并调整电流。在手术切口愈合后，淋浴和低于39℃的盆浴是没有问题的。如果热浴缸、汗蒸室、桑拿室或浴床温度超过39℃，建议不要参加此类活动，因为脊髓电刺激出于自我保护机制，会在温度较高的环境下停止刺激。患者应当定期复诊，有任何不适或突发状况时，一定记得找医生进行反馈，也可以远程向医生进行咨询。

第九章
癌痛的介入治疗

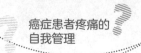

01 什么是介入治疗？

介入治疗是以影像学检查为基础，在影像设备的引导下，利用介入器材对疾病进行治疗或取得组织学、细胞学、细菌学及生理、生化资料进行诊断的学科。比如：利用超声或 CT 设备，在超声或 CT 引导下进行病变部位的穿刺活检，取得病变组织进行病理学诊断，或将化学及物理的物质注射到肿瘤内进行治疗。它具有微创、精准、安全的特点，目前广泛应用于临床。

02 介入治疗治癌痛：精准打击是前提

这要从癌痛产生的原因说起。癌痛多数是肿瘤生长相关的，像骨、神经、内脏、皮肤和软组织的浸润和转移灶压迫导致的疼痛，占 80% 左右。一部分与癌症治疗有关，像手术、化疗药物损伤神经导致的疼痛。少数与癌症相关的生理或心理因素也会导致疼痛。介入治疗的镇痛在于直接作用于肿瘤组织，精准杀死肿瘤细胞，或者毁损神经、中断疼痛的传导，使疼痛得以缓解。

03 癌痛常用的介入治疗方法有哪些？

常见介入治疗癌痛的方法有：经皮椎体成形术、神经毁损术、放射性粒子治疗等。要根据具体病情进行选择。

04 放射性粒子植入来镇痛：肿瘤大小、位置很关键

虽然放射性粒子植入总的适应证是比较广泛，但治疗时还是要遵循医疗规范来选择。首先患者必须有明确病理学诊断的实体肿瘤（目前国内粒子植入治疗应用较多的瘤种有：前列腺癌、肺癌、脑肿瘤、胰腺癌、肝癌、软组织肿瘤、眼眶内肿瘤、头颈颜面部肿瘤、盆腔复发性肿瘤、骨转移瘤、其它各种部位转移性肿瘤等），需要进行粒子植入的肿瘤病灶一般在 7cm 为宜，病灶很小也不合适；并且肿瘤进展难以用局部的（如外科、放疗等）治疗方法控制；或远处转移的晚期肿瘤局部症状较为严重，为了进行姑息治疗，比如直肠癌术后放、化疗后盆腔内肿瘤复发或转移的患者，局部疼痛明显但临床已无法手术或再次放疗，可以考虑放射性粒子植入。

05 放射性粒子能治疗癌痛，原理是什么？

放射性粒子植入是指通过影像学引导技术将具有放射性的核素 ^{125}I 直接植入到实体肿瘤靶体积内或肿瘤周围，通过放射性核素持续释放射线对肿瘤细胞进行杀伤，达到治疗肿瘤的目的。核素 ^{125}I 能产生 γ 射线，粒子为圆柱形，每粒直径为 0.8mm，长度为 5mm，辐射半径为 1.72cm，半衰期为 60 天，它可以对肿瘤实施精确打击，使肿瘤负荷减小，从而减轻肿瘤对神经压迫产生的疼痛。粒子植入是一种不良反应少、安全性高的微创治疗方法。

06 粒子植入的手术很复杂? 并发症会不会很严重?

粒子植入手术属于微创手术。首先需要有患者病变部位的影像资料,如 CT、MRI 等,以确定病灶大小、性质,把影像资料输入计划治疗系统(专用计算机),算出肿瘤的最佳放射治疗剂量,以及肿瘤周边正常组织的最低辐射剂量,估算出粒子的表面活度、粒子数及最佳进针路线,再在 CT 或超声引导下按计划将设计好的穿刺针插入肿瘤内,把放射性粒子从粒子枪经穿刺针间隔一定距离,一粒一粒插入肿瘤内。术后将插入粒子后的影像再输入计算机进行计量验证,并在 1~2 个月后进行随访,评判疗效。

粒子植入治疗虽然属于很微创、安全的手术,但也有一定的并发症发生,比如术中出血。如果肿瘤靠近血管或穿刺径路有血管,操作中容易误伤血管引起出血,但由于穿刺针很细,一般来说出血容易止住,不会引起患者生命危险。还有神经损伤,如果肿瘤病灶靠近神经周围,个别患者可引起短暂疼痛。放射性损伤的发生主要和病灶位置相关,一般发生在粒子植入区域以及周围区域,是小范围的组织放射性损伤。例如浅表肿瘤的放射性粒子植入可能出现皮肤溃疡,肺部肿瘤的放射性粒子植入可能出现放射性肺炎,骨组织或病灶靠近脊髓者可能出现放射性脊髓炎,盆腔肿瘤的放射性粒子植入可能出现放射性膀胱炎,病灶在腹腔脏器者可能出现放射性肠炎,放射性脑坏死的发生仅发生于颅内肿瘤放射性粒子植入病例。放射性粒子植入治疗主要用的是 ^{125}I,辐射范围小,随着技术质量的不断提高,剂量精准,并发症的发生率较低。

07 放射性粒子具有一定的辐射，对周围的人有多大影响？

^{125}I 放射性粒子属于放射性物质，确实会对患者及周围人体产生一定的影响，但影响很小，只要做好适当的防护，这些影响是可以完全避免的。^{125}I 粒子主要产生 γ 射线，辐射半径范围为 1.72cm，在患者周边会有一些电离辐射，只要稍加防护，患者及周围的人都不会受到伤害。

08 已经接受了放射性粒子植入术，怎么保护自己和他人免受辐射？

^{125}I 粒子的半衰期为 60 天，也就是说 60 天后射线剂量会减少一半。植入粒子源的患者半年内，陪护者和探视者与患者长时间接触时，距离应保持 1 米远，这个距离是绝对安全的。儿童和孕妇均属于脆弱人群，所以患者不能长时间接触或拥抱儿童；儿童和孕妇也不要与患者同住一个房间，特别是孕妇，不要近距离接触患者，探视时应距离患者 1 米以外。植入粒子的患者在公共场所要穿防护服，在完成植入半年后，可不用防护。

09 椎体成形术，是指打骨水泥的手术吗？

是的。椎体成形术（PVP）又称经皮椎体成形术，俗称"打骨水泥"，是一种微创手术。这个手术是在影像监控下，用一根骨穿针经皮穿刺，

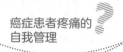
向病变椎体内注射灌注剂（由骨水泥和助显剂组成），以达到止痛及加固椎体的目的。

⑩ 骨水泥治疗癌痛：很像修房屋

骨水泥其实是一种生物材料，材料是聚甲基丙烯酸甲酯、自固化磷酸钙等，注入病灶部位后可以快速固化，能加强病变骨的机械支撑作用，就像加固破房子一样，减缓周围组织压迫，使椎体内微小骨折得到固定，从而减少疼痛，预防病理性骨折。同时骨水泥聚合凝固时能释放大量热量，破坏神经末梢，既能杀灭骨转移灶上的肿瘤细胞，也能阻断疼痛的传导，还能和放化疗起到协同作用，所以骨水泥很适合治疗恶性肿瘤骨转移导致的骨癌痛，不但起效快，经济上花费也相对低。

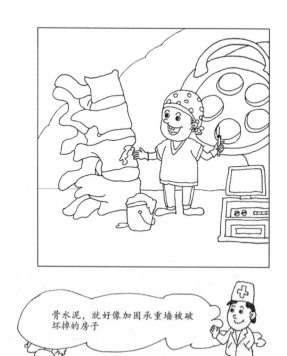

骨水泥，就好像加固承重墙被破坏掉的房子

⑪ 前列腺癌骨转移导致的骨痛很多见，为什么医生不给做椎体成形术？

恶性肿瘤转移到脊柱椎体引起的顽固性骨癌痛，是癌痛经皮椎体成形术治疗的最常见的治疗适应证，但必须是脊柱椎体溶骨性转移瘤才行，成骨性转移是不能也不需要打骨水泥的。晚期前列腺癌骨转移发生率虽高，但大多数表现为成骨性转移（少部分溶骨、成骨并存），这和肺癌、肝癌等其他瘤种晚期出现的溶骨性转移完全不同，是无法做椎体成形术的。

⑫ 除了前列腺癌骨转移，其他瘤种的骨癌痛都能通过椎体成形术来镇痛吗？

也不是所有的骨癌痛都能通过椎体成形术治疗来镇痛的。比如出现以下的病况是不考虑的：伴有感染、出血性疾病、不稳定骨折或伴有脊髓和神经根损伤、极重度椎体压缩性骨折不能建立工作通道及合并需要手术治疗的同部位病变、椎弓根骨折、上胸椎压缩比超过 50%、腰椎压缩比超过 75%，还有出现椎管狭窄、椎间盘突出及骨水泥成分过敏等也不能手术。所以想进行经皮椎体成形术的患者一定要咨询专科医生，仔细评估后才能决定。

⑬ 有些骨痛和转移性肿瘤没有关系，也能选择椎体成形术来镇痛？

可以的。比如椎体骨质疏松症导致的疼痛，药物治疗无效的就可以选择椎体成形术。还有骨质疏松性椎体压缩性骨折（包括激素引起的骨质疏松）或者椎体血管瘤都可以选择椎体成形术。有些老年人因骨质疏松出现椎体爆裂性骨折，为加强椎弓根螺钉的固定力，也可以先做椎体成形术。

⑭ 做完椎体成形术疼痛好多了，能马上起床活动吗？出院要注意些什么？

术后 2 小时以内不要立刻起床，患者应保持仰卧位。在此期间，每隔 15 分钟检查一次生命体征。除此之外，需要检查感觉和运动功能，如感觉改变或疼痛，且持续加重未见好转，需要对手术区域行 CT 扫描以观察有无骨水泥的渗漏，如有则需要立即手术治疗。若术后 2 小时内没有出现不适，患者可坐起活动，继续观察 24 小时。患者出院后 3 个月内仍需要多休息，避免负重或弯腰捡拾地上的物体，下地行走时最好佩戴腰围保护。另外，应在医师指导下进行腰背肌锻炼，如仰卧挺腹等。如果存在严重的功能障碍、肌肉痉挛或无力，可以进行物理治疗。

15 做完经皮椎体成形术后疼痛没有缓解，可能是哪些原因？

对于手术操作本身来说，骨水泥注入量并不是越多越好。椎体成形术是通过恢复椎体前缘高度、加固骨组织来减轻疼痛的，但骨水泥注入过多会引起骨水泥渗漏，甚至导致邻近椎体骨折而增加患者疼痛，临床上一般要求骨水泥填充量限制在 5ml 以下。手术的一些细节需要医生判定，比如椎体前缘高度恢复率的安全范围目前还存在争议，各人操作经验有不同。另外，当骨水泥渗漏至椎管或椎间孔，会引起脊髓或神经根受压而引起疼痛加剧。胸椎水平的骨水泥一旦渗漏至神经孔内还可能刺激肋间神经而引起肋间神经痛，所以手术前必须仔细评估患者的疼痛情况以及 CT 影像学表现，以决定手术方法。而对于晚期恶性肿瘤患者而言，骨病灶的持续进展也会导致术后疼痛短暂缓解后又加剧。

第十章
癌痛与中医药

01 据说中药没有不良反应，能不能用中药代替吗啡治疗癌痛？

不能。有很多人认为，吗啡、羟考酮、芬太尼等阿片类药物有不少不良反应，而中药性质温和属于"没有不良反应"的，这个观念不对。是药三分毒，中药西药都一样。部分中药甚至毒性更大，像草乌、斑蝥、马钱子、关木通等，不能随意应用。以吗啡为代表的阿片类药物是癌痛治疗的核心药物，经过多年的临床实践，对中度和重度癌痛疗效明确、起效迅速，被全世界各国临床指南和诊疗规范首选推荐。相对而言，中药在癌痛的治疗上作用机制目前尚未完全明确，缺乏大量完整、准确、可靠的临床研究数据支持，所以现阶段中药在癌痛的治疗上还不能取代以吗啡为代表的阿片类药物。在癌痛的治疗中，中药的适当应用可以减少阿片类药物的用量，减轻阿片类药物的不良反应，能起到增效、减毒的辅助作用。

02 中药有偏方，能治好癌痛吗？

癌痛常常伴随着"癌症晚期""绝症"这样的判词，这也是诸多患者转身寻找"偏方"的原因："反正医生也说了不能治愈！"偏方，是指民间长期实践中总结出来的经验之方。偏方里面良莠不齐，正确的、错误的都有，疗效不确定，甚至有些存在严重的不良反应。更有甚者，有些不良分子打着所谓"偏方"名义，欺骗患者谋取不正当利益。对于癌症晚期伴疼痛的患者来说，在正规药物治疗效果不佳的情况下，抱着病急乱投医的心情寄希望于偏方可以理解，但这么操作终归有风险，可能导致治疗失败、引发其他不良反应，更加得不偿失。现代医学蓬勃发展，我们在癌痛的治疗上拥有药物、放疗、微创等多种治疗手段，这些治疗方法联合应用对癌症晚期的顽固性疼痛具有较好的疗效，比偏方更值得信赖。

03 中药外敷能控制癌痛吗?

癌痛的复杂性决定了没有哪一个中药或哪一个方剂能够一贴搞定疼痛。中药外敷是指以中草药制品（如膏药、药粉、药糊等）贴敷于患部、穴位或特定部位，通过皮肤渗透吸收，达到治疗目的的一类中医外治法。临床上，湿润烧伤膏可以有效缓解鼻咽癌、食管癌、乳腺癌等接受放射治疗后引起的皮肤损伤、灼热疼痛；如意金黄散可用于预防或治疗化疗药物外渗所致的红肿热痛；奇正消痛贴膏可用于肿瘤引起的骨骼肌肉及浅表疼痛；阿魏化痞膏可以帮助缓解肝癌导致的肝区疼痛。然而，这些治疗癌痛的中药外敷法至今仍然缺乏充分可靠的临床研究数据支持，只能作为西医治疗外的一种补充疗法。特别是不少皮肤癌、乳腺癌、骨癌患者的疼痛部位存在肿瘤导致的难治性皮肤溃烂，此时不恰当的药物外敷不但于疼痛无益，反而会加重溃烂，伴发感染。有人可能认为这样的溃烂、流脓是身体在排毒、杀死肿瘤细胞，这是非常危险的，一旦感染导致细菌进入血液，引发败血症，将危及生命。

04 中药用对了，可以有效防治阿片类药物所致的便秘吗?

便秘是阿片类药物最常见的不良反应，发生率高达87%，并且便秘程度有可能随用药量的增加而加剧。西医治疗阿片类药物所致的便秘是以泻药和促胃肠动力药为主，但疗效欠佳，且便秘容易反复，部分药物对胃肠道还具有刺激性，时间一长会损伤肠道功能。中医认为这种便秘的特点是正气虚衰、邪实结聚，以致肠腑之气阻塞不通，糟粕不下。在便秘预防阶段，可选用枳壳、厚朴、莱菔子、决明子等泡服；在便秘治疗阶段，中医药汤剂内服可辨证论治，药用黄芪、当归、枸杞等益气补血，玄参、生地黄、麦冬等养阴生津，大黄、枳实、厚朴等行气导滞。中药灌肠治便秘也是一种方法，具有见效快、不良反应小的优点，常用含大黄、芒硝、枳实、厚朴的承气汤类方剂。目前市面上常见的麻仁丸、补中益气口服液、芦荟胶囊、枳实导滞丸等中成药也可用于治疗阿片类药物所致的便秘，具有使用简便、适合长期应用的优点。中医治疗阿片类药物所致的便秘疗效显著且不良反应小，在改善便秘症状的同时能够提高患者生活质量，这是单纯使用西药治疗所难以达到的。

05 中医药来帮忙，搞定阿片类药物导致的恶心呕吐

恶心呕吐是阿片类药物另一种常见不良反应，临床上常应用甲氧氯普胺和 5- 羟色胺受体拮抗剂对症治疗，但该类药物存在椎体外系反应、腹胀、便秘等不良反应，制约其长期应用。中医药针对该类恶心呕吐，以和胃降逆止呕为基本治法，中药常用姜半夏、生姜、旋覆花、代赭石、陈皮、竹茹等；中成药可选用胃苏颗粒、摩罗丹、越鞠丸、理中丸、胃肠安等。

06 对于阿片类药物引起的多汗，中医有办法吗？

不少患者应用阿片类药物后会出现多汗，体质虚弱者更常见，临床上西医没有特别好的常规治疗方案。中医药针对该类多汗，以调和营卫、固涩敛汗为基本治法，中药常用麻黄根、浮小麦、煅牡蛎、五味子、山茱萸、黄芪、人参、白术、白芍、桂枝等；中成药可选用玉屏风散、复芪止汗颗粒、生脉饮等；外治法可将中药郁金、五倍子研末用蜂蜜调匀，做成止汗贴，外敷脐部。

07 小便不好解，中医药能缓解尿潴留吗？

阿片类药物导致的尿潴留发生率较低，但若患者伴有前列腺增生或肿瘤、骨转移、腰骶部神经受压等情况时，尿潴留发生几率明显增加。尿潴留的预防治疗，中医外治能直达病所，往往会取得比较好的疗效。外熨法：花椒 60g、食盐 250g，炒热后用布包熨下腹周围，每日 2 次。推拿法：用大鱼际或掌根着力贴附于下腹部进行小幅度的环旋摆动，持续 3 分钟；然后用全掌或掌根垂直向下着力按压中极、关元穴，持续按压 5 分钟；最后用拇指螺纹面垂直向下按压太溪、足三里穴，持续按压 1 分钟。需要强调的是，尿潴留治疗后效果不佳、病情加重者，还是应立即去医院就诊，采取导尿术等西医治疗手段。

08 癌痛需要规范治疗，开中药有什么注意事项？

　　癌痛规范化治疗中的中医药使用要根据肿瘤和疼痛的病因病机及药物的功能主治，辨证使用，例如气滞胀痛的患者应该使用理气止痛的中药。开具方剂时需要了解中药的功能主治和禁忌证，避免不良反应，例如使用活血止痛药物时，要注意患者的凝血功能及是否有出血倾向。因此，就诊时最好带上患者的相关检查单据，并且是患者本人前来和医生沟通，以便辨证施治。癌痛治疗过程中，如果 2 种以上中药同时施用，那就应该注意药物的相互作用、不良反应叠加等问题。癌症疼痛的患者在西医治疗手段的基础上联合中医药治疗是可行的，可以起到取长补短的作用，不过应该在正规医院就诊，在专业人员指导下应用。

第十一章
癌痛与针灸理疗

01 癌痛很难受，不吃镇痛药，能试试针灸吗?

针灸治疗癌痛，可以尝试，但不能完全替代药物。临床研究证实，针灸镇痛可以增加患者对疼痛的耐受力，降低对疼痛的敏感性，而且针灸治疗操作简便、不良反应小、经济实惠，大家很容易接受。目前针灸治疗癌性疼痛，国外权威机构也是认可的。比如美国，已经把针灸纳入《美国国立综合癌症网络临床实践指南：成人癌痛》的治疗方案中。针灸的治疗方式有很多种，如普通针刺、灸法、电针、腕踝针、耳穴、穴位贴敷等等，各种方法在治疗癌痛上都可以起到一定的镇痛效果，它和药物治疗癌痛可以协同起效，但不能完全代替药物，要视不同的病情选择使用，这一点是大家要注意的。

02 为什么针灸能治疗癌痛?

针灸治疗癌痛的机制可以从中医和西医两个方面解释。

首先从中医角度来讲。中医认为癌痛的病机主要为不通则痛和不荣则痛两种，也有两种同时存在的可能。什么是不通则痛呢？它主要是指气滞、血瘀、寒凝、痰湿，痰热癌毒等阻滞经络所致。不荣则痛则是由于气血阴阳亏虚，久病癌瘤生长耗损人体精气，导致人体气血阴阳的不足，脏腑经络组织等不能得到充足供养而痛，或失于阳气之温煦而痛。而针灸治疗可以疏通经络、调畅气血、调和营卫，通过辨证施治达到通则不痛和荣则不痛的效果。

其次从西医层面来讲。针灸在镇痛的过程中可促使机体产生大量的镇痛能手——内源性阿片肽，这个物质是镇痛的关键所在，也是针灸在治疗癌性疼痛过程中发挥镇痛作用的决定性物质。它们能与中枢神经系统和外周神经末梢中的阿片受体结合，抑制疼痛信息的传导和表达，从而达到镇痛的疗效。

03 针灸的时候是什么感觉？会不会加重疼痛？

在针灸针刺入皮肤的一瞬间，可能会有微弱的针刺感，一旦破皮后，主要是以酸、胀、麻为主要感受。在医生行针过程中，医生的手法轻重和个人经验很重要，一般主要以患者能耐受为宜。对患者来说，针刺本身的痛感很轻，属于身体可以接受的范围内。

在针灸时，患者应放松身心。要避免处于焦虑紧张的情绪当中，积极配合医生进行治疗，同时避免空腹时进行针灸治疗，不然有可能会出现晕针的情况。

04 针灸或药物，根据什么选？

并不建议每个患者都去扎针灸。对于已经在服药、癌痛控制良好，也没有不能耐受的不良反应的患者，完全可以不选择针灸。不过有些情况是可以考虑针灸治疗的。比如，针灸对于轻中度癌痛比较有优势，在一定程度上可以降低镇痛药物的使用剂量，如果部分患者正好是因为受不了药物不良反应而烦恼，针灸是可以尝试的。其次，针灸的即时镇痛效果非常好，所以在患者出现爆发痛时予以针灸治疗，也可以减少爆发痛时使用阿片类药物的频率。第三，针灸疗法也可以缓解因长期服用止痛药物引起的一系列不良反应，如恶心、呕吐、便秘、腹胀等，治疗效果非常明显。

05 吃镇痛药后经常便秘，可以自我按摩哪些穴位帮助缓解？

癌痛患者服用阿片类镇痛药后出现便秘的情况很多，据统计，约有87%~90% 的癌痛患者在服用阿片类药物后出现便秘。一些常用的通便药物，如开塞露、乳果糖、麻仁丸等等，不一定能很好地解决问题。便秘非常影响生活质量，而穴位按摩正好能帮助解决这个问题。癌痛患者如出现便秘情况可以按摩合谷、手三里、太冲、天枢、中脘、气海、足三里、上巨虚、三阴交等穴位，每个穴位按摩 5 分钟，以局部穴位微微潮红伴微热感为宜。

需要注意的是，从中医角度来讲，便秘的证候分型有很多种，有人是因为气虚，有人是因为血虚，有人是因为肠燥，上述穴位是常规处理便秘的治疗方案，并不一定适用于所有癌痛便秘患者。

06 针灸治疗癌痛的时候为什么不是哪里疼扎哪里？

针灸治疗疾病的方法有许多种，主要有局部邻近取穴法、远部取穴法、辨证取穴法和随症取穴法。

局部邻近取穴主要指在病变部位的局部或邻近范围取穴，这个基本接近"哪里痛扎哪里"。远部取穴指在病变部位较远的地方选取穴位，有同名经取穴（比如偏头痛可以选足少阳胆经上的阳陵泉穴和手少阳经上的中渚穴）和表里经取穴（肩前痛可以选手阳明大肠经上的合谷穴、手太阴肺经上的尺泽穴）等。辨证取穴是指根据疾病的证候特点，分析病因病机而辨证选取穴位的方法，这个接近"治病要治本"。举个例子，如果是因为气滞血瘀证引起的疼痛，取穴时宜以理气活血为原则。随症取穴是针对患者特别突出的症状或疾病的特殊症状选取穴位的方法，有点先抓典型的意思。

因此，医生在针灸治疗癌痛时，要根据患者的病情、证候，遵循选穴规律来取穴针灸治疗。由此可见，针灸并不一定是哪里痛就扎哪里的。

07 针灸的时候为什么会出血，要紧吗？

针灸一般不会出血，但针灸有出血也属于临床的正常现象。有些穴位深部可能会有比较丰富的毛细血管，因此医生在行针过程中可能会刺伤内部毛细血管，从而出现局部少量出血。这时可以用棉签按压 1~2 分钟，部分位置因皮下血管丰富及组织疏松可以按压 3~5 分钟，待局部出血停止后用酒精或碘伏局部消毒即可。但应该注意的是，患者如有血小板严重降低、凝血时间异常或有凝血功能障碍性疾病，针灸治疗要慎重，可能会引发较大规模的出血。

08 针灸治疗癌痛，1 个疗程该怎么算，每次治疗大概需要多少时间？

一般针灸治疗癌痛以 10~15 次为 1 个疗程，可根据患者实际情况每日 1 次或每周 3~4 次予以针灸治疗，每次针灸治疗的时间为 30~40 分钟不等，具体以患者实际情况而定。

09 既然针灸对于癌痛是有效的，那可不可以代替镇痛药物？

虽然针灸具有很好的镇痛效果，但癌痛的发病机制复杂，目前在国际上仍仅是将针灸列为治疗癌痛的辅助治疗手段，特别是对于中重度疼痛的癌痛患者，阿片类药物仍是目前治疗中重度癌痛的首选治疗药物。从这个角度讲，针灸虽有一定效果，甚至可以和药物协同治痛，但谈不上取代药物，尤其是取代不了阿片类药物。

10 癌痛患者什么情况下不能用针灸治疗？

一般情况下，大多数患者可予以针灸治疗，但如果患者有以下情况者应禁针：①过于疲劳，精神高度紧张，饥饿状态；②有血小板严重降低、凝血时间异常、有凝血功能障碍性疾病或常有自发性出血，损伤后不易止血者；③皮肤感染、溃疡、瘢痕和肿瘤部位；④病情危重、预后不良者。

11 癌痛患者居家时可以用艾灸治疗吗？

癌痛患者可以在家使用艾灸，不过要注意中医辨证。艾灸有很多的功效，广泛适用于各类急慢性疾病，而且治疗效果很显著。明代龚居中在《痰火点雪》中指出"灸法祛病之功，难以枚举，凡虚实寒热，轻重远近，无往不宜"，大大赞扬了艾灸的治疗功效。艾灸对于癌痛患者的调节主要体现在以下几点：①帮助癌痛患者提高免疫力，对于集体紊乱的免疫功能具有良好的双向调节作用，可以帮助患者恢复机体平衡；②帮助防治抗癌镇痛治疗中出现的食欲不振、恶心呕吐等不良反应，艾灸通过温通气血、疏通经络，能有效改善胃肠黏膜上皮细胞的营养及胃肠血液循环，从而缓解上述不良反应；③增强癌症患者体内的集落刺激因子活性，促进骨髓干细胞分裂增殖，升高体内白细胞水平。

值得注意的是，并非所有患者均适宜艾灸治疗，比如有些阴虚火旺或体内有实热的患者就不适合，还是建议患者在医生指导下进行居家艾灸治疗。

⑫ 癌痛患者的推拿按摩：有利有弊，注意辨证

癌痛患者可以适当进行推拿按摩，但一定要注意部位选择。推拿按摩同样可以起到疏通经络、调节气血的功效，医生可以根据患者病情对对应的经络穴位进行特定的推拿手法治疗，帮助缓解疼痛。但必须注意，有骨转移的患者，或在局部肿瘤位置，应谨慎行推拿治疗。不适当的推拿动作或过大强度的推拿可能引起骨折，或挤压肿瘤加快播散。患者如有需求，建议前往正规医院就诊。

⑬ 拔火罐、刮痧：虽能疏通经络，但应注意安全

癌痛患者可以采用拔火罐和刮痧治疗，但也存在的较多的禁忌，这里面大有讲究，请不要在家盲目自行治疗。从积极作用来讲，拔火罐和刮痧都可以疏通经络、调整气血、培本固元，通过对皮肤、毛孔、经络和穴位的刺激，可以引导营卫之气输布，鼓动经脉气血，濡养脏腑组织

器官，温煦皮毛；还可以使虚衰的脏腑功能得以振奋，畅通经络，调整机体阴阳平衡，使脏腑功能振奋，调畅气血，从而达到祛病健身的效果。

可是大多数癌痛患者免疫力低下，在抗肿瘤治疗期间还可能会出现血小板低下、白细胞减少、凝血功能异常和皮疹甚至皮肤破损溃烂的情况，拔罐和刮痧均可导致皮肤浅表的小血管破血出血，因此有可能引起患者出血，增加出血后合并感染的风险。刮痧比较"耗气"，对于体质虚弱、气虚的患者，体表大面积的刮痧还会导致头晕、虚弱感加重。因此癌痛患者不要盲目进行拔罐或刮痧，应该前往正规医疗机构，先让医生评估后再考虑。

⑭ 家里有自购的理疗仪器，癌症患者可以用吗？

理疗全名为物理因子治疗，它是以各种物理因子（声、光、冷、热、电、磁、水等）为主要手段，通过对人体局部的直接作用，和对神经、体液的间接作用引起人体反应，调整血液循环，改善营养代谢，提高免疫功能，调节神经系统功能，促进组织修复，因而消除致病因素，改善病理过程，达到治病目的。多数理疗仪器具有消炎镇痛的作用，根据不同治疗的特殊性，其在常规治疗的基础上也具备一些特殊的治疗作用，比如低频电流会引起肌肉收缩，可治疗一些肌肉萎缩、神经瘫痪的疾病，而超声波具有软化消散瘢痕的效果等。

从医学专业的角度讲，目前没有太多针对恶性肿瘤患者进行物理因子治疗的高级别证据。从临床经验角度来看，早期的、临床治愈的患者如果有需要可以使用理疗。晚期肿瘤患者病情复杂，如有相关方面的需求，建议先咨询医生，医生会根据患者实际情况给出建议，不要盲目使用。

第十二章
癌痛与饮食

01 癌痛患者有忌口吗？"发物"能不能吃？

很多肿瘤患者以及家属饮食上有忌口，一般是来自于民间的口口相传。比如鸡和鸡蛋、海鲜、竹笋、糯米、韭菜、葱、姜、蒜、螃蟹、鹅是发物等等，民间有太多的发物传说，导致患者这不吃，那也不吃，甚至连米饭都成了不能吃的东西。由于疾病以及部分治疗因素影响，肿瘤患者常见厌食、恶心、呕吐等症状。一方面是患者吃得太少，另一方面是患者体内代谢紊乱，内脏和肌肉组织中的蛋白质合成降低、分解增加，加上肿瘤细胞本身的迅速繁殖也会大大地吸收体内的营养素，造成患者严重营养缺乏，因此肿瘤患者体重丢失和营养不良是一个比较严重的问题。此时再加上层层忌口，会进一步恶化患者营养状况，影响手术、放化疗的效果，最终影响患者康复。癌痛患者中多数为恶性肿瘤晚期，这一点更加明显，此时需要的营养比常人更多，尤其是蛋白质。比如鸡、鸭、鱼、虾都是优质蛋白质来源，含有丰富氨基酸，有利于伤口愈合，能加快细胞更新，增加免疫力。至于吃了鸡、鸭、鱼、虾是否会加重病情，并没有科学依据，除非是患者存在些特殊情况，比如是过敏体质，对部分蛋白质过敏（如海鲜过敏），才需要对过敏的这部分食物忌口。

那么癌痛患者是否需要忌口？答案是要的，具体要看情况，在疾病治疗的不同时期，针对不同的症状采取相应的忌口，让饮食更适合当下的需要，可以促进康复。

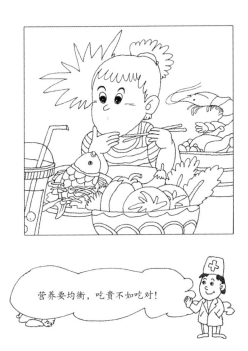

营养要均衡，吃贵不如吃对！

02 先吃饭还是先吃药？关注饮食更有利于治疗吗？

民以食为天，饮食、营养是人类生存的基本需求，没有食物人类无法生存。组成人体的成分有蛋白质、脂类、碳水化合物、水分及矿物质，蛋白质占人体体重的17%，主要在骨骼肌和内脏中，脂类占体重的14%，水分约占体重的60%，碳水化合物在体内主要以糖原的形式存在。这些成分分别在不同的食物中，通过每天的饮食人体才能维持新陈代谢，细胞得以更新，生命才能延续；而药物却不是组成人体的必须成分，服用的过程中还会对身体造成伤害。如果一定要把饮食和用药分一个主次的话，显而易见，饮食是根本，非不得已最好不吃药物。现在，肿瘤患者营养不良的发生率很高，营养不良会导致伤口愈合较慢，放化疗毒性加大，医疗费用增加，住院时间延长，生活质量下降。合理的饮食（吃饭）

可以为规范的治疗（吃药）奠定基础，例如：癌痛本来就会导致患者不思饮食，而阿片类镇痛药又会影响患者胃口，导致食欲下降，如此会进一步加重营养不良，甚至会造成某些营养素消耗增加。由此可见，癌痛患者的营养需求比常人要高，更应注意营养问题。

03 食管癌患者出现疼痛、吞咽困难时吃什么？

食管癌患者放疗后会出现食道黏膜溃烂、红肿，患者会感觉疼痛、吞咽困难，这时需要调整饮食结构。要避免大块、油炸、辛辣刺激及粗糙的食材，尽量吃细软、易消化、营养均衡的食物，如瘦肉粥、小馄饨、老南瓜肉末粥、番茄虾仁肉末面条、肉末豆腐羹、米糊、碎菜蛋花粥、水蒸蛋等，也可以借助搅拌机做营养奶昔，可以选择牛奶、酸奶、麦片、香蕉、火龙果、芒果、蛋白粉等合理搭配，方便吞咽，温度以低于 40℃为好。也可以用特殊医学用途配方食品（具体咨询营养师和医师）。

04 喉、咽癌患者放疗期间口腔溃疡、伴有疼痛时怎么吃？

喉、咽癌患者在放疗期间会出现口腔溃疡、疼痛，具体要看个体差异。有些患者症状明显，痛得连水都咽不下，这时需要易吞咽、有营养的厚流质，如米汤冲蛋、骨头汤冲蛋、牛奶香蕉蛋白粉奶昔、酸奶火龙果奶昔、蛋羹等，也可以用全营养粉或者营养液，还有特殊医学用途配方食品（具体咨询营养师和医师）。5~6 餐/日，温度宜常温或再低一些，避免烫食。

05 宫颈癌患者放疗后发生腹泻、腹痛时怎么调整饮食？

有些宫颈癌患者接受放疗后会发生放射性肠炎，表现为腹泻、腹痛等，这时需要改为低脂少渣饮食，控制烹调油，不食用脂肪高的肉类、煎炸熏烤食物、奶酪、肉粽、麻糍、酥饼、熏鱼、年糕、甲鱼等，蔬菜尽量食用番茄、冬瓜、丝瓜、萝卜等含纤维少的，不吃香蕉、猕猴桃、火龙果等通便水果；如果腹泻次数较多，应改为低脂无渣饮食，暂时不吃蔬菜、水果，等症状改善后再调整饮食，逐步增加软质蔬菜、水果。

06 胆管癌患者出现疼痛、黄疸时，如何调节饮食？

胆管癌患者出现的黄疸，是由于胆管阻塞导致胆汁无法排入肠道引起的。胆汁可以帮助人体消化脂肪，反过来脂肪也会促进肝脏排泄胆汁，但胆管癌患者的胆管堵塞了，胆汁排泄不畅，就会引起患者的不适甚至疼痛。因此，胆管癌患者宜选择低脂、低胆固醇、高蛋白、高维生素的饮食，如主食用白米红枣粥、小米粥、面条、面疙瘩、软饭、米粉、南瓜馒头、菜包、粉干等，搭配瘦肉、鱼虾、鸡胸肉、去皮鸭肉、鸡蛋、豆腐、素鸡等低脂高蛋白食物，不吃内脏、鱼籽、蟹黄、大排、猪肉、蹄膀、甲鱼、荷包蛋、粽子、年糕、麻糍、蛋黄派、奶油蛋糕、芝士蛋糕、曲奇饼干、酥饼等高脂、高胆固醇、难消化的食物，烹饪以清蒸、炖煮、凉拌为主。此外，每日还应进食新鲜的果蔬，以补充足量的维生素、矿物质，并且它们含有丰富的膳食纤维，能促进排便。

07 胰腺癌患者晚期发生疼痛、消瘦特别明显，饮食怎么调理？

胰腺是人体最重要的消化器官之一，其分泌的胰液对于食物中营养成分（尤其是脂肪、蛋白质）的消化吸收发挥着重要作用；癌细胞在胰腺的恶性增殖影响胰腺功能，导致患者食欲不佳、消化不良，加上身体疼痛不适，会进一步影响进食量，久而久之患者会出现消瘦、身体虚弱等症状。饮食宜少量多餐，选用低脂优质蛋白，饮食不足时可以结合预消化医用食品，由于每个人病情不同，具体配方应咨询营养师；如果连续 3~5 日摄食量不到推荐量的 60%，建议配合肠外营养。

08 阿片类镇痛药引起的恶心、呕吐、便秘：饮食怎么调整？

阿片类药物可能会引发一些不良反应，比如恶心、呕吐、便秘等。如果有恶心、呕吐，饮食应以清淡、易消化为原则，少量多餐，症状严重时先不吃，缓解后再吃，可以吃白粥、小米粥、馒头、面包、馄饨，配点开胃小菜如酱瓜、腐乳、榨菜丝，这时不用太纠结腌制品、酱制品，这些食物偶尔吃没有关系，毕竟是食品，不同于药品。等不良反应减少后就要加强营养，增加蛋白质及其他营养素摄入。调理便秘关键是排便习惯和饮食习惯，每天按时排便，如果大便干燥、排便不畅，可以在起床后空腹喝杯白开水，既能滋润肠道，又能稀释体内毒素；也可添加少量蜂蜜，有润肠通便的功效。不建议吃辛辣食物，如辣椒、生姜、大蒜、花椒等；同时应调整饮食结构，食谱中多安排藜麦、燕麦、荞麦、玉米、芹菜、芦笋、南瓜藤、火龙果、苹果、猕猴桃、香蕉、黑木耳、番薯、海带、麻油、核桃等，这些食物均有辅助改善便秘的作用。便秘严重可以口服麻仁丸或乳果糖，另外可以外用开塞露。

⑨ 大肠癌患者术后腹痛，如何营养支持？

大肠癌在治疗上是以手术为主，术后出现腹痛与多种原因有关，因此需要进行检查以确定原因。不少患者出现术后疼痛是因为手术后引起的不适反应，这类患者可以在医生指导下，使用止痛药物缓解症状。一旦腹痛同时出现排气停止，就应当警惕肠道炎症形成梗阻，需要医生紧急处理，禁食、开启肠外营养。当肠道梗阻症状消失后，肠道恢复通气，可以经口少量温水，如无不适，可予米汤、菜汤、米昔、萝卜汤、稀藕粉等，50~100ml/次，6~7餐/日；第二天无腹胀、腹痛等可改为普通流质，增加蛋花汤、鲫鱼汤、米汤冲蛋、鲜果汁、短肽全营养粉等，100~150ml/次，6~7餐/日；三天后视恢复情况，逐步过渡到少渣半流食，主食粥、小馄饨、细面条、米糊等，搭配水蒸蛋、盐水明虾、番茄黑鱼、清蒸泥鳅、冬瓜肉丝、碎青菜鱼圆等软质、有营养的食物，避免煎炸熏烤及胀气食物和不易消化的大肉、年糕、粽子、麻糍等。可以根据患者耐受情况做调整，但在此期间仍需要部分肠外营养配合，以防止总热量和蛋白质摄入不足。

⑩ 医生说不能吃辛辣刺激性食物，所以做菜时什么调料都不能放？

如果向医生咨询肿瘤患者的饮食，医生一般都会关照一声"不要吃辛辣刺激性食物"。所以肿瘤患者的家人做菜都很清淡,往往葱、姜、蒜、料酒等都不敢放,更别提辣椒、辣酱,一些习惯重口味的患者更是"淡到吃不下饭"。调料到底能不能放?其实不用这么纠结,食品和药品不一样,没有那么严格的界限,当患者出现口干舌燥、牙齿痛、大便很硬、口角溃烂等症状时尽量不吃姜、蒜、辣椒、辣酱、花椒等,以免加重上火;如果没有特别不适,做菜的时候需要适当加调料,尤其是腥气重的鱼、虾、蟹,放葱、姜、蒜和料酒可以去腥,让食物入味,生姜还可以祛除蟹的寒性。化疗患者胃口不好的时候更需要用调料让食物美味,促进食欲。临床工作中经常会遇到这类患者,出院后一直清淡饮食,结果把自己搞得很憔悴,体重下降,甚至乏力,反而影响康复。

⑪ 卵巢癌患者术后疼痛、伤口愈合差,怎么吃?

卵巢癌患者术后伤口不愈合需要查明原因,部分患者体型较胖,伤口不愈合可能是由脂肪液化、坏死引起的。对于此类患者需要彻底换药,还需清除坏死的脂肪组织,必要时可以再次进行缝合。如果切口不愈合是由于低蛋白血症导致的,需补充足量优质蛋白,在保证能量的情况下增加瘦肉、各种鱼虾、豆制品、禽类、蛋类等的摄入;如果患者的营养补充存在问题,如无食欲、胃肠道功能较差,或因为术前化疗造成食欲减退,此时需要对症处理,同时进行肠外营养支持。

⑫ 哪些食物可以协助缓解癌痛?

癌痛是令癌症患者最恐惧的症状之一,比癌症引起的死亡更令人畏惧。癌痛可直接导致癌症患者的免疫功能降低,严重影响癌症治疗和患者的生存质量。我国癌痛的发生率为 61%，其中 50% 的疼痛级别是中度至重度疼痛，30% 是难以忍受的重度疼痛。在临床上有很多癌症患者，每天都被癌痛所折磨，甚至有一些患者痛得生不如死，表现出焦虑等负面情绪，也影响了他们的食欲。除了用止痛药外，饮食上可以多选择酸奶、草莓、咖啡、毛豆、三文鱼、鳕鱼、芦笋、姬松茸、生姜等食物，也可以吃益生菌、鱼油。

姬松茸富含核酸和多糖类，能分离出酸性多糖、水溶性中性多糖和水溶性蛋白多糖等，能抑制肿瘤细胞生长，具有抗癌作用，可抑制肿瘤转移，稳定病情。姬松茸还能增强骨髓造血功能，使外周血的血红蛋白、血小板及白细胞明显升高，增强放化疗患者的敏感性和耐受性，减少放化疗的不良反应。

芦笋含有微量元素硒，能减少恶心、呕吐、肠胃功能紊乱、食欲减退、严重脱发等放化疗时的不良反应，可减轻化疗引起的白细胞下降，同时可修复化疗时损伤的正常细胞。

生姜除防止恶心之外，还是一种"自然阿司匹林和抗炎药"，可缓解肌肉疼痛。生姜吃法多样，可入菜也可泡茶。

关节、骨头痛时建议多吃草莓、橙子、猕猴桃、鲜枣、沙棘等含维生素 C 比较多的食物，因为维生素 C 可减少关节的磨损，促进骨胶原的合成，而骨胶原是组成软骨和骨骼的重要成分。

每天 1~2 杯酸奶可以缓解肠易激综合证。酸奶富含有益菌，有助于缓解肠易激综合征导致的腹痛，并可减少炎症和胀气。

三文鱼、鲭鱼和沙丁鱼，每周食用 60~80g 可缓解背痛、脖颈痛。这类鱼富含 ω–3 脂肪酸，具有缓解血管炎症、安抚神经、缓解疼痛的功效。关节炎、头痛等，都是身体出现炎症的表现。大量研究发现，富含 ω–3 脂肪酸的鱼油能治疗类风湿关节炎、偏头痛等。

以上这些食物均能在一定程度上缓解患者的疼痛。

13 癌痛患者伴有不完全肠梗阻，有腹胀、腹痛时饮食怎么调整？

·不完全性肠梗阻

由于肠道堵塞不完全，部分肠道不通，消化液、食物在通过不完全梗阻的部位时会形成肠痉挛。患者多伴有腹胀、阵发性腹部绞痛、恶心等不适。在这个阶段，患者虽有消化道不通畅的症状，但仍可以排出大便，并非是不能饮食。

·饮食注意事项

①调整饮食结构，选择吃营养丰富的、容易消化吸收的食物，避免过于粗糙的杂粮、笋、韭菜、玉米、芹菜等膳食纤维过高的食物。蔬菜以软质叶菜、瓜茄类为主，不吃胀气的豆类、奶类、番薯、洋葱等。如果医嘱需要流质饮食的话，可以使用料理机榨汁。②少量多餐，不要暴饮暴食，饭后不要剧烈运动。③注意饮食卫生，不要吃不干净的、腐败的食物；养成良好的卫生习惯，饭前洗手、饭后漱口。④尽量保持心情愉快。

14 癌痛患者能用一些镇痛偏方吗？比如蟾蜍、蜈蚣等

民间一直有说法，癞蛤蟆、蜈蚣之类可以以毒攻毒，治疗各种疼痛。癞蛤蟆，也就是我们常说的蟾蜍，确实是可以用来入药的，能镇痛

的主要成分是蟾酥，主要藏在蛤蟆皮上的毒腺里，有毒性，需要炮制后才能入药。而且这种药也不是随意使用的，它有非常严苛的要求，如果用量过多，很有可能会引起人身体的不适。所以，普通老百姓如果想要用蟾蜍来治疗癌症，几乎是一件不可能的事，如果擅自使用蟾蜍来治病，比如把整个的癞蛤蟆煎炒煮炖来吃，很有可能会导致人体自身中毒。所以想要治疗癌症还得听专业医生的建议。

蜈蚣是五种毒物之一，有毒，能分泌有毒的液体。当然蜈蚣也有药用价值，可以炮制入药，具有镇痛、解毒散结、疏通络、止痛等功能。然而，蜈蚣对癌症或癌痛的治疗在剂量上有讲究，不能随意加量。

而且，入药的是炮制后的蜈蚣、蛤蟆皮，不是野外捉来的蜈蚣、癞蛤蟆就能直接用，所以这些偏方应该谨慎使用。现代医学比起几十年前有更多的药物可供选择，癌症的治疗应该在正规的医院进行，不要私自乱用蜈蚣、癞蛤蟆。

⑮ 肺癌患者咳嗽、胸痛，吃点啥有帮助？

肺癌患者常常有咳嗽、咳痰、气急等症状，饮食上可以多吃白色的食物，如白木耳、百合、藕、菱角、甘蔗、莲子、雪梨、山药、白萝卜等。中医认为肺"喜润而恶燥"，白色的食物可以滋阴润肺、养阴生津，肺得到滋养，就可以缓解干咳，咳嗽少了，胸痛自然也缓解了。百合炖梨、白木耳百合、百合西芹、糖醋藕丝、菱角炒香菇、白萝卜排骨、山药仔排、蜜汁山药、山药小米粥、糯米藕、雪梨汁、莲子百合红枣羹等都是不错的选择。

16 癌痛患者常伴有低蛋白血症和贫血，该吃什么肉？

当癌痛患者出现低蛋白血症和贫血时，饮食原则是高蛋白、高铁、高维生素。高蛋白来源：鸡蛋、鸭蛋、淡水鱼、海水鱼、明虾、沼虾、基围虾、河虾、泥鳅、黑鱼、豆制品、鸡肉、鸭肉、鱼元、瘦肉、蛋白粉、鸭血、猪血、猪肝、红枣、黑芝麻、猪心、牛奶、酸奶、乳清蛋白粉等。可选食物有水蒸蛋、肉末蛋羹、番茄炒蛋、黄瓜丝炒蛋、清蒸草鱼、盐水虾、肉末豆腐羹、豆腐脑、咸豆浆、青菜鱼元、韭菜花猪肝、鲑鱼煲、葱焖鲫鱼、泥鳅豆腐、黑鱼豆腐、白切鸡、啤酒鸭、黄芪老鸽煲等。含维生素 C 丰富的蔬菜、水果也要合理安排，以促进铁质吸收。

17 哪些食疗方可以辅助缓解晚期癌痛？

癌痛是癌症中常见的一种症状，除了平时的药物控制外，食疗的方法也可以缓解癌痛，下面就为大家介绍几种可以减少癌痛的食疗小方子，希望可以帮到大家。

青木香橘皮粉

［**原料**］青木香 100g，鲜橘皮 100g。

［**制法**］将青木香、鲜橘皮分别拣杂，洗净，晒干或烘干，青木香切成极薄片并剁碎，鲜橘皮切碎，共研成细末，装瓶，防潮，备用。

［**用法**］每日 3 次，每次 15g，温开水送服。

［**功效**］行气止痛，抗癌解毒。适用于腹部胀痛的大肠癌患者。

薏仁粥

［**原料**］薏苡仁 20g，大米 100~150g。

［**制法**］洗净后，用电饭煲煮成粥，于早上空腹食用。

［**用法**］每日 2 次，每次 100~150g，搭配煮鸡蛋、肉松、鱼松等。

［**功效**］清补利湿健脾，对癌细胞有抑制作用。适用于患肢酸痛、肌肤麻木、肿胀的骨肿瘤患者。

大蒜鳝鱼煲

［**原料**］黄鳝 500g，大蒜子 50g，三七末 15g，生姜 3 片，调料适量。

［**制法**］黄鳝去肠洗净，切段；大蒜子拍碎；姜洗净切片；热锅下油适量，放入黄鳝、大蒜子、姜片爆炒，滴少量黄酒；加清水适量，转用砂锅，放入三七末，加盖文火焖半小时；加入调味品，待汤汁收浓即可。

［**用法**］每日 1 次，吃鳝鱼肉、喝汤，用量自己掌握。

［**功效**］健脾暖胃，消积止痛。适用于胃癌、胰腺癌疼痛者。

金银花麦冬蒸蛋

［**原料**］金银花、麦冬各 10g，鲜香菇 50g，猪肉丝 50g，鸡蛋 2 个，食用油、盐适量。

［**制法**］猪肉丝用少量盐、黄酒腌渍一下，放在盘子底部铺好；将金银花、麦冬切碎，香菇洗净切丁，放在肉丝上面；鸡蛋去壳放在最表层，上面滴少量食用油、盐；隔水蒸 10 分钟即可。

［**用法**］每日 1 次，搭配软饭、粥一起食用。

［**功效**］宣散风热，缓解咽喉肿痛。适用于口腔癌、喉癌、肺癌、食管癌放疗的患者。

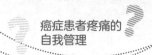
18 能喝点活血的药酒来协助镇痛吗?

酒除了热量之外几乎没有别的营养,而且药酒里面加了药,也不知道是什么成分,万一伤了肝就不好了。因此对于癌症患者来说,不建议饮酒,包括白酒、啤酒和葡萄酒,最好戒烟、戒酒,吃清淡、易消化、有营养的饮食,少吃辛辣、油炸、腌制、烧烤等刺激性食物,多吃新鲜蔬菜、水果,并注意补充营养。镇痛还是要听专业肿瘤科医生的建议,对症用药,不要盲目相信药酒、偏方等。

19 什么才是癌痛患者所需要的优质蛋白?

所谓优质蛋白,也叫完全蛋白,就是该种食物所含必需氨基酸种类齐全、数量充足、比例适当,不但能维持成人健康,也能促进儿童生长发育,如乳类中的酪蛋白、乳白蛋白,蛋类中的卵白蛋白、卵磷蛋白,肉类中的白蛋白、肌蛋白,大豆中的大豆蛋白等,食物来源是各种鱼虾、蛋类、瘦肉、奶类及奶制品、禽类、豆类及豆制品,或动物肝、肾、心等。如前文所述,癌痛患者的营养问题更为突出,常伴有恶病质,食欲较差,在选择"荤菜"品种时可以更倾向于鱼、虾、禽、蛋、奶,以利于在量不能多的情况下更保证质。

第十三章
镇痛药的居家管理

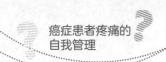

01 镇痛药在家怎么安全保存，要不要放冰箱？

目前在处方的镇痛药基本都不需要放冰箱。家里最好备有专门存放药物的箱子，外用药和内服药要分开存储。药箱要放在干燥的地方，注意选择避光、室内温度不超过 25℃处，不要储存在浴室或者厨房。要记得定期检查药箱，如发现过期的镇痛药品，请将药物上交至医院药房进行妥善处理，切勿随意丢弃。如果家里有儿童吃的药物，请和成人的药物分开放置。尤其注意镇痛药物要放在儿童及宠物接触不到的地方。

02 芬太尼透皮贴剂粘贴小诀窍是什么？

首先检查药品外包装是否完整、有无破损，若包装破损会影响药物的作用，这时请您停止使用，更换新贴，将包装破损的芬太尼贴妥善保管，下次就诊时交回医院。使用时请沿包装袋外缘箭头所指方向撕开或剪开药品，避免破坏包装内贴剂的完整性。我们可以参照以下 3 步进行。

·Prepare（准备）

选择干净、干燥、无破损、无炎症、体毛少的平整部位，如前胸、后背、上臂、大腿内侧，如粘贴部位有毛发，应在使用前剪除（勿用剃须刀剃除）。使用前需清洗使用部位（请用清水轻轻揉搓并自然晾干），不能使用肥皂、油剂、洗剂或其它有机溶剂，因其可能会刺激皮肤或改变皮肤性质。

·Peel（撕开）

药品应在打开密封袋后立即使用，先撕去一边的 S 型透明保护膜（请避免接触贴剂黏性部位），将贴片平整地贴在皮肤上，再撕去另一边的 S 型透明保护膜，用手指或手掌轻轻地按压贴剂 30 秒，确保贴片与皮肤充分接触。

·Press（按压）

以手掌轻按贴片 30 秒后，用手指沿贴片边缘再按一次，确保贴片与皮肤充分接触。

03 芬太尼透皮贴剂：是哪里痛贴哪里吗?

贴剂的粘贴部位应选择躯干、腹部、上臂或后背等皮肤平坦处，不能选择有疤痕、溃疡、皮疹等的异常皮肤，如有毛发，应在使用前剪除。芬太尼是通过皮肤、脂肪吸收的药物，这不是"哪里痛贴哪里"的镇痛药，这一点需要牢记。药物应避免贴在腰部、颈部等易活动部位，贴剂不易粘住，会导致脱落。使用前应用清水清洗贴用部位，不能使用肥皂、油剂、洗剂或其他可能会刺激皮肤或改变皮肤性状的用品。使用前皮肤应完全干燥。尽可能保证贴剂完整使用，避免剪开使用。

·掌握芬太尼透皮贴剂使用小·技巧

（1）建议用记号笔在薄膜上写好日期，以便于掌握下次更换透皮贴剂的时间。

（2）防止意外暴露：避免非使用者与患者共用床铺或亲密身体接触，

否则会导致芬太尼透皮贴意外转移到非使用者皮肤上（尤其儿童），会造成非使用者阿片类药物过量。如意外发生贴剂转移，应立即从非使用者的皮肤上去除贴剂，并立即就医。

（3）皮肤护理：若揭下旧贴后仍有黏剂附着在皮肤上，可利用凡士林、植物油等去除。

（4）新贴用药部位：每次均需更换粘贴部位，几天后方可在相同的部位重复贴用。避免引起毛囊炎或造成药物蓄积。

（5）贴剂部位避免接触外部热源：热暴露可增加芬太尼的吸收。外部热源包括：加热垫（毯）、烤灯、长时间的热水浴、蒸汽浴及温泉浴等。

（6）和口服的缓释阿片类药物一样，芬太尼贴剂也不要自行停药。如疼痛缓解，应在医师或药师指导下逐步减量或停药。

04 换下来的芬太尼旧贴剂可以直接丢进生活垃圾中吗？

不要混进生活垃圾。芬太尼透皮贴剂一般应在 72 小时后更换新贴。此时先揭下旧贴，将黏性部分对折，放回原包装袋内。切记旧贴片不可随意丢弃，应在下次复诊时送回医院药房，由医院统一销毁。使用后的废贴残余药量可达 50% 以上，应放在儿童视线以外和接触不到的地方，可能对儿童造成危害甚至致命。从法律条例角度而言，根据《医疗机构麻醉药品、第一类精神药品管理规定》，患者使用麻醉药品、第一类精神药品注射剂或者贴剂的，再次调配时，应当要求患者将原批号的空安瓿或者用过的贴剂交回，并记录收回的空安瓿或者废贴数量。医院收回的麻醉药品、第一类精神药品注射剂空安瓿、废贴由专人负责计数、监督销毁，并作记录。

05　离院时医生开了吗啡片剂，带回家的吗啡片怎么吃？

当疼痛程度评估 NRS 评分 ≥ 4 分或 VRS 评分为中度疼痛以上，相当于疼痛影响睡眠的时候就可以口服吗啡片。吗啡片口服的剂量是根据患者目前所使用的镇痛药（长效阿片类药物）的剂量算出来的，在出院的时候医生会有医嘱，药品包装上也有具体用药剂量说明，记得看一下。如果觉得镇痛效果不佳或者有疑问，一定记得及时联系就诊医院。

06　疼痛日记：帮助管理癌痛的小助手

疼痛日记是一本由患者和家属记录的记录本，可以真实客观地记录患者每天的肿瘤疼痛情况，需要记录内容包括止痛药名称及剂量，疼痛部位、性质（酸痛、刺痛、胀痛、酸胀痛、坠痛、绞痛、钝痛、钻痛、轻触痛、放射痛、烧灼痛、搏动痛、撕裂痛、牵拉痛、摩擦痛、爆裂痛、压榨样痛、电击样痛、束带样痛、刀割样痛、其他）、强度（持续性、阵发性、间歇性、其他），用药前后疼痛评估，用药时间和用药后的不良反应。不良反应包括：便秘、恶心、呕吐、嗜睡、皮肤瘙痒、尿潴留、呼吸抑制、急性中毒、身体依赖和耐药性、精神依赖（成瘾），其他。疼痛日志的记录有利于医护及时了解患者真实的疼痛情况，对患者进行标准化镇痛治疗和护理，可以使患者疼痛得到有效的控制，不良反应得到及时处理。

07 听说吃了镇痛药以后就不能开车了？

有一部分药物是对开车有影响的，比如阿片类药物和抗惊厥类药物（普瑞巴林、加巴喷丁）、抗抑郁药物（文拉法辛、度洛西汀）。驾驶车辆需要注意力高度集中，也需要良好的控制力和随机应变能力。部分药物在治疗最初会影响机体协调功能，可能会出现头晕、嗜睡、耳鸣等症状，给驾驶造成安全隐患，所以为了确保安全，在开始用药或加量的 5~7 天不要开车；但也不必担忧，长期使用药物后人体会对这些反应产生耐受，若无上述症状，在后期长期接受稳定剂量的止痛药后还是可以开车的。

08 癌痛患者门诊就医配药的时候要做哪些准备工作？

去医院门诊部配阿片类镇痛药最好办理"麻醉药品专用病历"，可准备相关资料提前在医院的门诊办公室办理。

（1）取号就诊。可提前在网上预约挂号，就诊当天凭预约短信在自助取号机上取号，按顺序等候就诊。也可以在就诊当天在自助机上现场挂号，取挂号单等候就诊。

（2）最好带上疼痛日记，也就是每天记录肿瘤疼痛情况的记录本。

（3）身体情况允许的情况下，建议患者本人就诊。因为本人更清楚疼痛情况，家属转述会有偏差。需告知医生用药前后疼痛评估和用药后的不良反应，特别是已经按医嘱服用止痛药，疼痛仍控制不佳和不良反应严重的患者，表现为持续性疼痛＞3分或爆发痛次数≥3次/日的患者，更应主动告知医生，医生会根据患者的实际情况进行止痛药物加量或是更换止痛药物，对于不良反应也会给予建议和药物治疗。

⑨ 从物质到精神，癌痛患者的家属能起到多重要的作用？

家属提供的照护环境对患者康复是非常重要的，无论是物质上还是精神上，都能直接影响患者生活质量。好的照护环境直接影响患者生存。家属需要保持良好的心情，这样才能给患者树立积极乐观的心态。多关心、多鼓励患者，注意沟通和倾听，良好的家庭支持系统，可以给患者的抗癌之路保驾护航。饮食上尽量保证患者的营养，对于有活动能力的患者，家属可以陪同进行适量的运动，如散步、打太极等，注意劳逸结合。记得督促患者按时、按量地服用镇痛药物，及时和医生、护士进行沟通；患者疼痛控制不佳或有不良反应时，及时告知医生和护士，利于及时有效做相应处理。患者由于疾病的原因，往往情绪上很糟糕，时间一长，心态会发生变化，有些举动常常会伤害到身边人。尤其是伴有癌痛的患者，还会对家属有打、骂等举动，这是他们发泄负面情绪的一种方式。因此，每一位患者的家属其实是很不容易的，不但要对患者起到支持作用，要理解他 / 她们，还需要时刻注意调整好自己的心态。

⑩ 患者生病后不但疼痛很难受，心情也很压抑，怎么办？

恶性肿瘤是个磨人的慢性病，给个人、家庭带来的压力是巨大的，这种压力包括精神上的、身体上的，以及经济上的。尤其是癌痛，不但折磨患者，也折磨家属，使得整个家庭的成员身心均倍受煎熬，心情抑郁。但请不要气馁，虽然抗肿瘤的治疗是一个持久战，随着现代医疗水平的发展与进步，肿瘤已经不再是无药可医，疼痛也不是不治之症。应调整好心态，积极乐观地面对。尤其是癌痛，经过规范化治疗是可以得到有效缓解和控制的。首先记得一定及时向医护人员反映疼痛，不要因为对阿片类药物的恐惧而忍痛。恶性肿瘤（含癌痛）的治疗需要有正确的方法，更需要正确的观念、良好的心态，所以可以向医护人员求助，也可以多咨询心理医生，以及和社会上的癌症康复团体多接触、交流，增加医学知识，客观、科学地认识疾病。如果疾病已进入了终末期，我们称之为进入安宁疗护阶段，此时安宁疗护治疗比抗肿瘤治疗更为重要，整个家庭成员都应平和地看待疾病和死亡的关系：生命既有来途，必然踏上归程。生如夏花，落如秋叶，请理解生命是个过程。

第十四章
我和癌痛那些事

01 治痛絮语

当日历翻到 2022 年，我们的"癌痛规范化治疗"进入了第 10 个年头。

中国癌痛治疗那一个质的飞跃，始于 2011 年开始的"癌痛规范化治疗示范病房创建"活动。我是一个治疗癌痛的医生，有幸参与了这个意义重大的活动。

身在肿瘤内科，我们的病区里从来不会少了癌痛患者。他／她们一般都是在经历恶性肿瘤晚期的那一场疼痛折磨，毕竟癌痛在晚期肿瘤中的发生率是 60%~80%。有多痛苦？痛到颜面变形，痛到惨呼，痛到要割腕。

不是可以打吗啡镇痛吗？

2011 年以前，我们治疗癌痛的阿片类药物选择余地很小。口服的吗啡缓释片用得多些，而病房里除了口服吗啡缓释片逐步加量以外，处理疼痛用得最多的是"强痛定"针，也就是盐酸布桂嗪针剂，痛得凶的患者 1 天注射好几支也没把疼痛完全给镇住。有时候医生也会使用杜冷丁。那时候，病区里的医护人员虽然对 WHO 三阶梯镇痛治疗不陌生，但对于吗啡针剂的应用、剂量计算基本没概念，PCA 镇痛之类的就更不用提，医院里甚至也没有吗啡片剂（吗啡缓释片和即释片是不一样的，不能替代）。所以那时候处理癌痛几乎不注射吗啡针剂。而吗啡是全世界公认的癌痛三阶梯镇痛用药"金标准"药物，它的消耗量是衡量一个国家癌痛控制状况的重要指标，当医护人员都不会计算吗啡的用量，患者的癌痛又怎么会控制得好。

就这样，在拿到一本 2010 版成人 NCCN 癌痛指南中文版，以及卫健委（那时还叫卫生部）的文件后，我们开始了"癌痛规范化治疗示范病房"的创建。

十年弹指一瞬间。光阴流走，如果养育一个孩子的话，十年早就能打酱油了。蓦然回首，我们的来时路如同沙漠中的跋涉，每一步都是如此不易。曾经历的那些困惑、曾翻越的难关，有的已过去，有的镌刻在记忆深处，提醒我们：前方的征程，依然需要上下求索。

请把痛说出来：一次失败的科普

大抵来肿瘤内科的患者，都认为抗肿瘤治疗是最主要的，毕竟治病求本嘛：只要治得肿瘤好起来了，痛自然也会好起来。而且，痛也不算大事，就像大便不好解、身上没啥力气这些，说多了耽误大夫看病，赶紧把检查做了，制定治疗方案最主要嘛。

哦，护士小姐你说啥，有痛要及时告诉你们？哪儿痛，有多痛，痛了多久……医生，这种小事情你们问这么仔细干什么……啊，你要给我用吗啡？我是不是没救了？！能不用就别用吧，要上瘾的……

就是这样的疑惑，需要我们反反复复解释、开患教会、发科普小册子。有人会逐步接受，有人会半信半疑地将就，也有人始终不为所动。

老林是肺癌骨多发转移并伴有重度癌痛的患者，他就是"始终不为所动"的那一位，让我们在深深遗憾的同时又极有挫败感。老林是当兵出身，身体素质相当好，所以在疾病最初有症状的时候压根没往心里去，等疼痛加重时才发现已是肺癌晚期。入院的时候秋高气爽，患者步行入院，老林把骨痛轻描淡写地带过了，让我们误以为他只是轻度疼痛，直到他的女儿偷偷告诉护士：她的父亲经常痛得满头冷汗，用劲撕扯床单。

GPM 病房的护士对疼痛历来敏感，立刻去床边询问，并仔细教授疼痛的数字分级法，引导老林表达疼痛强度。

老林对护士说："大概四五分吧，反正这痛是小事情，你们只管治病就是！"

在 GPM 病房，痛无小事。护士再次科普了癌痛的用药常识，告知老林影响睡眠的疼痛应该使用吗啡，毫无疑问地被拒了。老林一脸困惑：

"你们大医院的床位这么难等，我好不容易等到了，不是应该立刻给我做检查，下个治疗方案吗？怎么就上吗啡了？"

"镇痛也是治疗的一部分。疼痛控制好更有利于下一步的治疗。"我们的护士还是愿意反复地做工作。

"要镇痛你就镇吧，我认为不应该用吗啡这些药，没必要。"

"您身边的塞来昔布不是吃了压根就没用吗。这个痛不上吗啡镇不住的，原因也跟您解释了，别担心上瘾，不会的。用药还是听医生的吧！"

"怎么打化疗是你们医生的事。不过你们要给我用吗啡，这肯定不行。那就当我不痛好了。"

"该用的药不用，医院里的病床本身可没有治疗作用哇！"我们的疼痛护士一番苦口婆心无果，老林索性告诉护士："我不痛，你们别说了。"疼痛护士立即联系主管医生："有个患者不配合，怎么办？"

那自然是得先把宣教工作做到位了。

于是我和老林，以及老林的爱人、女儿一起聊了会儿天。作为一名有些经验的癌痛医生，我自信能用相当通俗的语言告知大家癌痛的危害、阿片类药物的来龙去脉，尤其是没有必要忍痛这一条，这和治疗本来又不冲突！至于上瘾，也完全不必担心，正规治疗上瘾可能很小。毕竟和很多患者、家属都沟通过这样的主题，超级熟练！当即我洋洋洒洒一大篇。之后，几乎是老林的家人和我们一块儿在劝他，就别熬着了，这样的痛苦，边上的人都看不下去。

可是居然没有用！

老林几乎是闭着眼睛全程听完我的念叨，之后睁开眼看着我说："医生，谢谢你，我知道你为我好。不过，你放心，我曾经当过兵，这点痛，我忍得住！"说话的时候他的手又抓紧了床单。老林的爱人哭着问他："谁要你忍了？"她一个老实巴交的农村妇女，读书不多，更不懂医学，道听途说地以为这个病都得痛，是没办法的事，只能忍着。听我们说了这么多，就算文化不高也懂了大半，至少，痛不用忍着，有药啊！

只是他们这个家里历来习惯了什么事都是老林作主，她的话，老林听不进。老林的女儿在外工作，常年不在家，这次主要就是陪父亲来住院的，她无法理解父亲的倔强，更无法看着父亲痛到脸色发白，一边含着眼泪和妈妈劝父亲，一边忙着拉着我说："医生，你不要听他的，我要给他用药！我会说服他的！"阿片类药物需要签署知情同意书，在患者既不授权也不同意用药的情况下，我无法开医嘱，只能开些非甾体镇痛药，但很明显，这个镇痛强度是不够的。

母女二人无法说服老林。我和她们又沟通了许久，发现患者的性格就是如此，善良但认死理，坚强又倔强，凡事一条路走到黑的性子。他曾是一名军人，觉得战场上的苦痛必须抗住，抗得住才是合格的。我们聊的那些关于鸦片呀、药品呀、疼痛呀、不需要忍痛呀，他也并非是不信，只是不愿意用到自己身上。大概觉得打上吗啡就好像投降了。这有点像一场教学与考试，我以为一堂课都说明白了，他以为都听懂了，可一旦考个试，结果就是交了白卷，说到底是知识不曾真正转化成力量。

我觉得这天没聊明白，换了个方式，再次和老林聊了起来。聊到他的军人生涯，他的家人在等他康复，他的女儿快要结婚了，等着父亲好起来好办喜酒，还要给他抱外孙。

"你看，只有不痛了，才能睡得香，才能恢复体力，更好地耐受化疗呀。"循循善诱也罢，因势利导也罢，我真是搜肠刮肚，想得出来的都上了。

老林依然闭着眼睛。这就是一个拒绝的姿态，还是那句话："医生，真的谢谢你，跟我讲这么多。当兵的时候，有一次执行任务摔断肋骨，我都忍下来了！你放心，这点痛，我忍得住！"中华民族本有坚强的美德，可是谁让用这儿了呢？

这场考试，只能说医生没及格。回思起来，作为治疗癌痛的医护人员，我们每年都会组织不同形式的科普活动，报纸、电台、网络、电视、现场等，形式很丰富，如今倒是有必要反省下效率如何了，是不是犹如病房里那四堵墙：一片苍白。媒体这一端的专家认为该讲的都讲出来了，可是于媒体那一端的听众而言，"听到了"和"听懂了"，以及"听进去了"，显然不是一个层次上的。虽然不至于每一个患者都像老林那么固执，可是在需要用上吗啡的时候，多少患者或家属仍在徘徊。要怎样的宣教和科普，才能帮助这些善良又固执的患者呢？

老林家住外省。2013 年，没有如今那么方便的高铁，他出院后就在当地治疗了。我们的癌痛随访电话联系的是他的女儿小林，得知老林在老家医院还是这个脾气。母女两人最后合计了一个不是办法的办法：把吗啡片的包装去掉，装作口服化疗药的样子给老林吃了。虽然谈不上"规范治疗"，也做不到"足量镇痛"，总也好过硬生生地熬着。

他的女儿小林在电话里问我们："每次药吃下去，父亲的痛总会轻一些。他这么一个聪明人，会不会已经怀疑我和妈妈给他吃麻药了？"

我沉吟良久，和她说："大约是知道的吧。不过，这层窗户纸，既然他不捅破，那就不要去捅破了。就算作是他和自己和解了吧。"

我们的病区，从 2012 年创建省级、国家级的癌痛规范化治疗（GPM）示范病房，到 2019 年挂牌全国难治性疼痛规范化诊疗基地，全体医护一直在努力。如何让它惠及更多的癌痛患者呢？由于中国当年鸦片战争的惨痛经历，国人是那么难以接受阿片类药物。经历了 10 年的癌痛专业治疗工作，我们依然在回答最初的那个问题：阿片类药物治癌痛到底会不会上瘾，癌痛是不是该熬着。

癌痛的科普工作，看似简单，可人们心中的各种担忧、误解，却不会因为医生、护士一句简单的"吗啡不上瘾"而消散。这个难度，估计也不亚于另一场"鸦片战争"。

·美沙酮的故事

老周来找我看病的时候，刚刚查出食管癌 1 个月，局部晚期，无法手术，医生建议放化疗为主。坐在我面前的周总，看不出病容，但十分无措。作为某集团总经理，论看病，他人脉、经济上都不成问题，只是这个诊断在一个人事业如日中天时砸下来，砸懵的可不止他本人，他的家族也立刻失去了方向。老周还不到 50 岁，不止家里上有老下有小，还有一个集团需要经营，这辛苦经营出来的事业，不是说放弃就能放弃的。所以他最初关心的，不是痛与不痛，而是这个病怎么彻底根治。他手上捏着一叠至少经过 3 家大医院就诊的检查单、专家会诊记录，有的专家建议马上放疗，有的专家建议先打化疗再复查评估手术可能。怎么办呢？问得多了反而不知道该听谁的，又怕一步走错，后面就没有治愈的机会。

"我从来奉公守法，老老实实做人、做企业，怎么会有这么一天？"老周焦虑中带着懵懂："家里也没人懂医，我自己也不甘心呀，难道就不能开刀？"老周认为：只有，或者说，只要"开刀"，就代表这病是有治的。因此，他从心理上抗拒放化疗。这时候他的疼痛并不厉害，中度的胸背胀痛，盐酸羟考酮缓释片 10mg，12 小时口服 1 次足矣。

2014 年，老周选择了美国一家癌症中心进行治疗。

在美国看病的日子，尽管外国医生很友善，物质条件也优良，可由于语言不通，老周还是感到比较"无助"。老周的表弟负责联系我，在"大后方"尽量给点建议。这家癌症中心的医生给予了放疗以及同步化疗，最初效果还行。治疗 4 个月以后出现了食管瘘，放置了 2 个食管支架，以及植入鼻饲营养管，使用营养泵，24 小时持续泵注营养液。5 个月左右，疾病明显进展，老周的疼痛也在变化中。因为无法口服药物，原先使用的羟考酮缓释片镇痛也不理想，美国的医生把镇痛药调整成了美沙酮溶液，并建议回国。就这样，7 个月的国外治疗后，老周回国了，此时他对自己的疾病已经基本接受，再次向我们提出的问题是："美国的医生给我带了一个月剂量的美沙酮溶液回来，可吃光了我去哪里配？问了好几家医院都说没有这个药，不吃会痛死的。我现在的要求，就是不要痛！"

当时国内的情况是，美沙酮基本定位为一个戒毒药。医院里纵然有"美沙酮门诊"也不关癌痛患者的事，那是为需要戒毒的人准备的。戒毒和镇癌痛，用量完全不一样。那美沙酮怎么就让美国医生拿来治癌性疼痛？其实真是可以的，美沙酮这个药，还就是戒毒、治疗癌痛都能用，但是剂量、用法完全不一样。在国外权威的指南、共识上，美沙酮就是一个用于治疗慢性癌痛的强阿片类药物，而且可以用于吗啡、羟考酮、芬太尼等常规阿片类药物治疗无效的癌痛，只是剂量换算有些复杂。当时的管理规定是：美沙酮溶液制剂用于戒毒，而美沙酮片剂可以用于治疗疼痛。只是由于国内的癌痛治疗滞后了，都没有人研究美沙酮治疗癌痛这个事，所以大部分医院，既没有美沙酮片剂，也很少有医生有美沙酮治疗癌痛的经验。而美沙酮的片剂，在国内还一度停产过。

那老周怎么办？

老周说："你们可是浙江省专治肿瘤的大医院，你又是专门看癌痛的医生。如果你们都解决不了，我还能找谁？回美国去配药吗？"此时老周精神、营养状态都不错，持续24小时缓慢泵入的营养配方保证了热量，美沙酮溶液癌痛控制良好，他的 PS 评分能打到 1 分。

我想了下，一来鼻饲的患者口服能力差，二来当时也是因为原来服用的羟考酮镇痛不满意，才给换成美沙酮的。目前老周疼痛控制良好，药物不良反应基本没有，此时换回原先的镇痛药，显然不是好主意。最合理的方法，就是把美沙酮找出来。

要去找一个我没有使用经验的麻醉药品，说不难是假的。说起来，也没有伟大到"凡事非我不可"吧？要轻松一点的话，也可以一句话解决掉：我们这没有您需要的药品，要不上外省问问？

可既然我们是"专门看癌痛的医生"，老周给予了我们这么珍贵的一份信任，事关疼痛，无论如何得挑战一下。

首先联系药剂科，上网查找药品信息，找到了美沙酮片剂的生产厂家。也就是说，国内有这个药。接下来就是进药。按照医院现有的制度和流程，进一个麻醉药品，不是填张单子或打个电话的事，这个流程用"繁琐"来形容一点不过分。麻醉药品，无论是生产还是销售、备案、使用，都必须合法、合规，再繁琐，也得硬着头皮，一步步按制度、法规进行。

老周手上从美国带回来的美沙酮一天比一天少，好几次他来问我："有药了吧？"

看着他眼底的希望，我必须深呼吸一下，告诉他，也告诉我自己："已经联系上了。正在走流程，肯定没问题！"

老周："我相信你们。你们办不到我还能去找谁。"

各部门通力合作，终于在老周从美国带回来的美沙酮用到底朝天的前1天，国产的盐酸美沙酮片搁到了医院药剂科的架子上了！虽然不是溶液制剂，但没有关系，美沙酮片剂是可以碾碎了从鼻饲管里注射进去的，这个和其他不能掰开了压碎了吃的阿片口服缓释制剂不一样！

老周终于不用打个"飞的"去美国配药了！来配药这天他说："真是舒了一口气！这一个月我都在担心上哪儿配药去，差点要去买飞机票。"

"我也舒了一口气呢。"我笑着把处方放到他手上，"挑战新鲜事物不容易，总算不负所望！"

老周的疼痛一直控制得很好，哪怕是到疾病最终。随着后期疼痛加剧，美沙酮的剂量需要逐步调整，而美沙酮的剂量调整方式和其他阿片类药物很不一样，我们病区全体医护人员基本是从头学习美沙酮相关英文文献，小心地调整着剂量，并观察不良反应。

美沙酮帮助到的癌痛患者，远远不止老周一个。既然有了这样一个镇痛利器，我们对于常规阿片类药物镇痛无效的患者，也就是我们平时说的比较麻烦的疼痛，像癌性神经痛，就多了一个选择。剂量换算虽然麻烦一些，但是可以查阅外文文献，可以积累经验。

时至今日，美沙酮已经是我们用得相当熟练的一个强阿片类药物，为很多患者解决了癌痛问题，这门技术也成为我们癌痛治疗上的一个特色。尤其是一些常规阿片类药物剂量用得相当大，镇痛效果又不理想的患者，在转换成美沙酮后完美地解决了疼痛问题。老周曾反复感谢我们为他做的努力，我却经常在心底默默地感谢他。国外的指

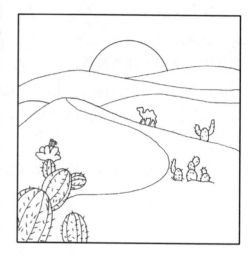

南上，在提到美沙酮的应用时，有一句话，叫做"咨询有经验的医生"。凡事没有开端，就永远不会产生经验，又哪里来"有经验的医生"。

在癌痛的治疗上，和国外比，我们确实落后了，已上市药物的多样性和治疗的理念都不如人家。最近几年，我们正奋起直追。在这个过程中，不知道会有多少次，需要我们医患携手"挑战"新生事物。

你信任我，我不辜负。这大约就是医生和患者之间的互相成全。

（龚黎燕）

02 我和肿瘤的一些事：一位 15 岁少年的自述

15 岁，一个正值对未来、生活充满幻想和希望的年纪，然而 15 岁的我却被病魔疼痛缠身，不得不将梦想的大门关闭……

我原本生活在河南一个普通的幸福之家里。2019 年 11 月，和同学组团爬山结束后的我突然发觉腰部和臀部疼痛不止，无法缓解，我赶紧

将情况告知家中的父母。父母得知情况后，看到疼痛不止的我，赶紧带我到当地医院进行检查，CT检查后发现，在我的盆腔里，长了一个约15cm×12cm×20cm的巨大肿瘤。家里人得知结果后，傻眼的同时也不敢疏忽，经过与医生的沟通，我很快被安排做了腹腔肿瘤切除手术。术后经病理会诊，被确诊为睾丸混合性生殖细胞肿瘤。

虽然手术很成功，癌痛却一直折磨着我。从起初患病的40多天来，每天晚上都睡不着，即使睡着了，也会在睡梦中被痛醒、痛哭！癌痛的折磨，让原本温顺的我也变得越来越暴躁！后来父母带着处在崩溃边缘的我奔赴北京，寻求治疗疾病和疼痛的良方。此时的我已经开始出现发热的情况，多数情况下还是高热。持续不断的发热、出汗，让我每天至少更换5~6套衣服。这种情况下，即使将奥施康定逐渐加量到一天100mg，以及联合泰勒宁、加巴喷丁镇痛治疗等，各种止痛药、退烧药都效果不佳，病痛依旧折磨着我。

一波未平，一波又起。在北京寻求疾病治疗的同时，新冠肺炎疫情席卷全国，我身上的疼痛和发热的情况却依然不见好转。最后在北京专家的建议下，我们一家带着最后的希望回到河南，来到了河南省肿瘤医院疼痛康复与姑息医学科接受治疗。

从得知北京专家的劝返建议后，我就放弃了生的念想，因为疼痛的折磨，让15岁的我再也承受不住了……

2020年3月30日，是我生命转折的开始。此时深陷绝望之境的我，被父母带到了河南省肿瘤医院疼痛康复与姑息医学科，在这里我遇到了谢广伦主任。谢广伦主任像父亲一样询问着我的情况，给我及家人讲解着我们目前的情况，"你们放心，我们是进行疼痛和肿瘤康复治疗的专业科室，我们一定会把你的疼痛和发热控制好，不让你那么受罪的。"谢主任的话，让我平复着心里的躁郁。

为了找到我疼痛和发热的原因，谢广伦主任联合肿瘤内科、泌尿外科、骨与软组织科和血液科等专家给我进行了多学科会诊，最终为我制

定了专属疼痛治疗方案——自控镇痛技术（PCA）治疗，我的主管医生
吴官鸿大夫根据我的情况设定了自控镇痛泵上的各项技术参数，每当感
到疼痛，只要按一下那个镇痛泵的按钮，就可以很快把疼痛"镇压"下去。
就是这个神奇的技术，让我不再遭受疼痛给我带来的痛苦折磨，我的活
动和休息得到了明显改善，晚上还能一觉睡到天亮。这让我重新拾起了
战胜病魔的信心及乐观生活的信念！

自 3 月 30 日我入住疼痛康复与姑息医学科以来，短短 10 天内，经
过镇痛治疗，我的疼痛得到了良好控制，与此同时，通过多学科会诊，
我又带着镇痛泵转入血液科，针对我的发热情况进行了治疗。后续的治
疗效果很好，目前我已经完全撤掉了自控镇痛泵，不再疼痛，发热也得
到了遏制，已经回家疗养。

治病以来的点点滴滴，让我不禁感慨万千，我在承受生命之痛楚时，
还有这群人给我以温暖！

感谢谢广伦主任对我病情医治的精湛指导，查房时的殷殷鼓励；吴
官鸿医师认真采集病史，对我身心状态实时监护，转科后对我关心负责；
还有一位我不知姓名、怀有身孕的护士姐姐，不顾深夜，开导我让我重
拾治病的信心……

如果说生命注定要经历一次涅槃，那河南省疼痛康复与姑息医学科
则是我重生的开始……

（谢广伦）

03 日·夜：记那些在省肿瘤医院的日子

题记：曾梦想执剑行走天涯，曾梦想看尽长安落花，亦曾梦想执笔
写尽人世间春秋冬夏，或许每个人年少的时候都曾有过那些很冒险的梦，
梦里"春风花草香"，梦里"火树银花合"，梦里"西湖歌舞未曾休"。直

至走出校园，穿上白褂，手中的诗、心中的歌、脚下的路，都是梦的延续，浩浩荡荡，未曾停歇。

在 2019 年以前，浙江省肿瘤医院于我而言是个陌生的地方，是我归家途中的城市边际线，是对"肿瘤"二字的无比忌惮，是对身处其中的患者的悲悯。从来不曾也不愿与之产生交集，芸芸大众，似都与我一样，听到"肿瘤"二字无不闻风丧胆。然而，就在两年前，也是这金桂飘香的季节，也是这寒风四起的深秋，我却产生了一系列不可言说的情愫。时隔数年，仅以拙劣的文笔聊以怀念。

·缘起时丹桂飘香

2019 年秋天，我的母亲总是有意无意地在我耳边念起她的腰痛。出于工作的原因，我也没有太多将自己的时间、精力放在她的病情上，总是觉得是她年轻的时候过于要强落下的病根，让她贴几贴膏药，简单处理一下。出于中国传统女性的坚韧，母亲也就按照我说的，简单地处理了之。对于平时的疼痛也并不重视，每天都在忍耐中度过。直至一个月后，父亲再次提及，母亲经常疼得睡不着觉，这也第一次真正意义上引起了我的重视。出于对母亲病情的疑虑以及对肿瘤医院医生的信任，我决定带着母亲去肿瘤医院做个全面的检查。一听是肿瘤医院，母亲产生了强烈的抗拒，说自己只是简单的腰痛，没有必要去多花钱。而我作为家中唯一的孩子，自是不肯听她的，毕竟，身体是革命的本钱。最终，在我的再三游说之下，母亲勉强答应了我的请求。

还记得那是萧瑟的秋天，医院门前是个长长的上坡，好似永远也爬不到尽头似的。一辈子要强，不向生活低头的母亲，居然向个孩子一般问我，能不能不去，回家再贴几周的膏药，做做按摩和针灸。我还是非常坚持地要她去做个检查才放心。

门诊大厅站立着形形色色的患者，其中有不少是癌症患者，他们的绝望、无助、恐惧让我一个年轻人竟也对生命产生了些许悲鸣。大厅的医务人员，非常认真、非常贴心，对我母亲的病情做了一个简单的判断，并且帮助我们完成了挂号工作。顺着医务人员的指引，我们来到了疼痛科诊室门口，母亲沉默不语。我安慰道，兴许只是普通的腰痛，没有必要太紧张，来肿瘤医院的患者，也不一定是肿瘤患者。在医务人员的指引下，问诊工作显得有条不紊。医生给我们开了一系列检查单，并对母亲的腰痛进行了评估：疼痛是什么性质的，白天痛还是晚上痛，一直痛还是偶尔痛，吃饭睡觉怎么样等等，原来一个简单的疼痛有这么多的奥秘。医生还给妈妈做了体格检查，明确了具体腰痛的位置，最后决定在等待结果出来的这段时间给妈妈开止痛药，让她能够晚上睡好觉。医生告诉我，疼痛也是一种疾病，它会影响患者的饮食睡眠，慢慢地影响患者的情绪，有很多疼痛的患者都同时患有焦虑症甚至是抑郁症，这不仅会影响患者的身体、免疫力，甚至会影响疾病的进展，造成可怕的后果。原来我们一直认为痛可以忍、不是病，这种观点都是错误的。

经过漫长的等待，医生并未给我们带来好消息，一脸慎重地说："目前根据检查报告发现胸椎有骨质破坏，腰痛主要是由这个原因引起。能够明确的是骨质破坏由转移而来，但是原发灶并未明确，现在还没有引起椎体的骨折，可以一边治疗腰痛一边继续检查，是肿瘤或者结核都有可能。"这消息如同晴天霹雳，但我们也心存侥幸，万一是良性的呢？"母亲平日里作息规律、饮食健康、坚持锻炼，照理来说，身体应该是不错的，怎么会是这么严重的疾病呢？"说完我回头看了一眼诊室外的母亲，两鬓的白发似乎在诉说着生活的不易，好不容易把孩子培养出来，还没来得及享福，我强忍着不让眼泪渗出眼角。医生看出了我的苦楚，拿大褂堵住了门口的玻璃，避免母亲看到，这一微小的举动在此时显得尤为温暖，医生递给我一张纸巾，缓缓地说道："我非常理解你的感受，子欲孝而亲不在，是每个人都不想看到的。但是就目前的情况来看，我们没有必要太悲观，我们先住院，一边治疗一边确诊。"在医生的安排下，母亲住进了病房。这时候我知道，针对疼痛的治疗可以有选择，比如最开始首选口服止痛药物，当然药物也分为好几个种类，母亲吃的是非甾体类的治疗轻度疼痛的药物，包括我们平时吃的芬必得、西乐葆等。如果疼痛仍然控制不理想还有阿片类的治疗中到重度疼痛的止痛药物，比如吗啡、羟考酮等。对于口服药物疼痛控制不理想的，还有微创介入可以选择，像神经阻滞、神经射频、鞘内泵、静脉泵等。我的母亲是因为椎体破坏引起的疼痛，所以医生为我们选择了微创骨水泥椎体成形术，可以在稳定椎体、预防骨折的前提下，同时缓解疼痛。我母亲的手术非常成功，手术后腰痛缓解了很多！在手术过程中，医生为母亲抽取了肿块的组织进行病理检查，帮助明确转移疾病的类型。经过几个科室的大会诊，最终确诊了母亲是肺癌骨转移。还来不及悲伤，这时候又有一个难题摆在我的面前，我再次问到："医生，您觉得我有需要告诉我母亲她的病情吗？"医生踌躇了一会，慎重地说道："这是你们作为患者家属的选择，我只能说，如果我的母亲在这个年龄得了相应的疾病，我会选择在适当的时机告诉她，并且进行系统的科普，让她对肿瘤有个深入、全面的了解。有任何问题都可以咨询我，我非常愿意配合和帮助你们。我相信，患者的支持与配合，会最大化发挥治疗的效果，一味地隐瞒只会加剧患者的焦虑，甚至影响治疗效果。"医生的换位思考与共情能力，让我看到了浙江省肿瘤医院医生的专业素养和高尚的医德，让我感受到了崇高的人文关怀。

我回家后，将母亲的病情告诉父亲，他也是一时之间不能接受。在我的耐心解说下，父亲也选择相信肿瘤医院的诊断，并且积极配合治疗。第一次化疗是个非常折磨人的阶段，那时候，母亲还不知道她的病情，只知道是来打几天点滴，然而，化疗药物强烈的不良反应还是让她感知到了些许异常，反复问她的病情。

最终，我们选择在第一次化疗结束回家的时候告诉她。母亲在得知她的病情后，表现得出奇冷静，仿佛早就预料到了一般，我问母亲，为什么这么冷静。她淡淡地说道："你们瞒着我，我都知道，肿瘤医院的医生也很小心，生怕我知道自己的病情，他们真是非常仔细。经过这一阶段的化疗，我也相信他们专业的医疗技术，我相信在医生的治疗和我们一家人共同努力下，我们一定能渡过这次难关。"说完泪水就湿透了母亲浑浊的双眼，那一刻，久违的温暖涌上了心头。

意乱时你在身旁

第一次化疗结束后，母亲的疼痛再次袭来，这次是肩膀的位置。有了上次疼痛的经验，我们马上口服了医生配的西乐葆，但是这次效果似乎没有那么好，疼痛反反复复。

这一次我们住进了癌痛病房，最开始母亲的疼痛控制得并不理想，病房的主任给我们配了静脉止痛泵，告诉我们如果痛起来就按一下止痛泵的按钮，会有药物流进体内。护士老师每4个小时就来评估一次，问问母亲痛不痛啊，有没有出现突然一下子痛得受不了的情况，有没有恶心呕吐，有没有昏睡的情况等等。好在母亲对镇痛泵的耐受很好，第二天母亲的疼痛就能够控制得比较好了。护士查房时候看到了一脸愁容的母亲，满眼笑意地摸着我母亲的手，说道："阿姨，今天怎么样啊？身体怎么样，没有什么不舒服的地方吧？阿姨，你真是好福气啊，这么好的儿子怎么教的呀？教教我呗。"谈笑间，母亲的压力烟消云散，我也感觉暖心，这对于身处不幸中的我们来说，是心中的暖阳。

我始终放心不下母亲，迟迟不愿意去单位工作，此时，护士长把我叫到一边，语重心长地对我说："小兄弟，我建议你回去工作。我也是个母亲，换做是我，我也不希望自己成为你进步的累赘，哪怕真的身处绝境，我也希望看到的是积极向上的儿子，而不是被自己的残躯拖累到疲惫不堪的儿子。你放心去吧，这里有我们，你的工作是为人民服务，而我的工作就是为患者服务。你在这里是对我的怀疑，答应我，安心去工作，下班了再来陪你母亲，好吗？"护士长一脸严肃，眼神坚毅地看着我。我简单地叮嘱了母亲几句，让她有事随时联系我，便提着公文包走了。

母亲确诊以来，一直都是我陪在床头，一下子离开，心中真的免不了焦虑和担心。一个下午，我坐在办公桌前，魂不守舍，脑子里都是母亲那虚弱的影子。好不容易熬到下班，我提起公文包就冲出了办公室，一路风驰电掣地赶到了肿瘤医院。我拿个凳子坐到了母亲面前，跟她闲聊起来："妈，下午感觉怎么样，无不无聊？""怎么会呢，可有意思了，护士长一个下午来了好几次，一直在问我舒不舒服，我睡着了还帮我盖被子，怕我着凉，小张护士看我醒了，还跟我说笑呢，还给我看她弟弟的照片，小伙子长得可帅了。"几句稀疏平常的家长里短，融化了我心中的担忧。我是非常相信肿瘤医院医务人员的医德的，但是拿患者当做自己家人一般，无微不至照顾的，真是我不曾遇到过的。我非常庆幸，在母亲生病的第一时间选择到肿瘤医院来诊治。

最难熬的是陪床的夜晚，对母亲病情的担忧，病房里患者的呻吟声，患者家属不绝于耳的鼾声，以及走廊里来来回回的医护人员的脚步声，让睡眠质量本就不好的我深受折磨。我跑到了走廊上，坐在椅子上，呆呆地望着窗外，此时，小张护士突然出现在我身边，给我披上了外套，说道："夜深了，容易着凉，这个时候你可千万不能倒下，哪怕是为了阿姨也要坚持住。"接着，护士台的呼叫铃急促的响起，她好似风一般地跑向了病房，这瘦小的身影渐渐模糊了我一个七尺男儿的双眼。我好像理解了他们前行的动力，也许是出于职业素养的要求，也许是工作标准的规定，更或许是达者兼济天下的博爱。

没过几天，母亲镇痛泵中的止痛药物剂量就稳定了下来，疼痛控制好了，人也精神了，吃的也多了起来，让我的心倍感安慰。随后病房的医生将止痛泵换算成相应剂量的口服镇痛药物，母亲除了感觉有点食欲不好并无其他不适，医生又根据情况给我们配了改善食欲的药物后继续其他治疗。

经过科学的治疗和精心的调理，母亲的疼痛终于得到了稳定的控制，肿瘤也得到改善，现在正在逐步恢复当中。真心感谢每一位省肿瘤医院的医护人员，没有你们，就没有我母亲如今日渐康复的身体，没有你们，就没有我们家庭阖家团圆的笑脸，没有你们，就没有百姓安居乐业的生活。再多的称赞、再多的感激、再多的泪水，也无法表述心中的愉悦和感激。感谢你们，这身着白衣的天使们。

弄墨佳珠文苑秀，回春妙手杏林珍。正是这群最可爱的人，迎着夕阳出发，伴着黎明归来；正是这群最可爱的人，不分昼夜地与时间赛跑，与死神搏斗；正是这群最可爱的人，结伴逆行，许下最为感人的雄心壮志，为中国的明天、世界的明天，创造了一个又一个可能。

后记：仗剑行走是江湖，白衣披身亦春秋。是他们，不计付出、不辞辛劳，终使百姓阖家安康；是他们，奔波游走、挑灯夜战，终使国家民主富强；是他们，挑起重担、逆风前行，终使民族振兴东方。

（付霜）

04 母亲癌痛治疗回顾

母亲已经走了整 3 年了。一直想写点东西记录关于母亲最后与癌症抗争的那些日子。

母亲是胆囊癌，发现的时候已经是晚期。我们应该和大多数有这样经历的人一样，绝望、恐惧、希望有奇迹发生，直到冷静下来。这一过程我没有用太长时间，因为没有时间让自己的情绪去影响对这件事的判断，我需要理性找到对于母亲最优的治疗方式，尽可能地减少母亲的痛苦。

母亲是个内心强大、极度要强的人。相对于死亡的恐惧，她更恐惧的是疾病带来的疼痛和在病痛折磨下的不体面。因为有癌症的家族史，在没有生病的时候母亲就很多次说起，如果发生这样的不幸，她不想经历癌症带来的那种疼痛，希望可以通过一定的手段结束自己的生命。彼时，我们都还不知道安乐死在我国是非法的，以为死亡不是一件多么困难的事情。

对于癌痛，我和母亲从身边有这样不幸遭遇的人那里或多或少有看到或听到过，对于即将经历的那种疼痛是恐惧、无助的。必须要想办法让母亲少遭受这样的痛苦。因此，在母亲刚确诊时，对于癌痛治疗的重视度就和治疗癌症是同等的。每到一家医院，除了到相关治疗癌症的科室，我都会到疼痛科或相关科室进行咨询。现在回想起来，这是一件非常正确的选择。最终，通过对我家附近两个省会城市（郑州和西安）一些大型医院的相关考察，我们把治疗癌痛这件事交给了河南省肿瘤医院疼痛科医生谢广伦主任。通过跟谢主任对母亲病情深入细致的沟通，我们选择来到河南省肿瘤医院，为母亲做了腹腔神经丛阻滞术。刚做完这个手术，母亲的疼痛得到了明显缓解，让人非常开心，但术后的几天，母亲一过性腹泻和肠胀气的并发症表现得比较明显，给母亲带来了一定的痛苦。尽管在术前医生就给我说过有可能会有这种并发症，一般是一过性的，治疗后很快就会缓解，但我依然非常紧张，非常害怕这种腹泻和胀气会一直持续下去。不过我一直都对医生的专业能力非常信任，母亲也确如谢主任所说，经过医生的指导和治疗后，腹泻和胀气很快恢复，身体逐渐好转。

当然，腹腔神经丛阻滞术让母亲的疼痛得到了明显缓解，减少了许多痛苦，但母亲的癌症由于没有合适的治疗方案在急速地扩散。母亲的身体一天天虚弱，直到两个多月后，不得不进入医院度过她最后的那段时间。也是在那段时间，我更加深切地体会到癌痛治疗对于一个癌症患者是多么重要。

母亲所在的病房在我们当地一个二级医院里，病房里有很多像母亲这样的癌症患者，我印象最深的有两位病友。一位是我从没见过面的老人，住在母亲相邻的病房。每每夜深人静，整个病区总是传来那位老人一声又一声凄厉的哀嚎。据说老人的孩子不在身边，只有老伴在身边陪护。两位老人并不知道疼痛是可以通过医疗手段来进行治疗的，他们以为所有得这样疾病的人都要经历这非人的折磨，于是任由疼痛肆意折磨着自己。甚至医生建议进行疼痛干预的时候，还在担心会不会像毒品一样成瘾。我在隔壁，听着这痛苦的哀嚎一夜比一夜虚弱，声音一夜比一夜小，直到最后消失。老人最后的那些日子该是何等的痛苦和绝望。这样的情况不是个例，很多对于癌症积极治疗的患者和患者家属，总会忽略癌痛。但实际上，癌痛对于患者的折磨远大于疾病本身。

另一位是妈妈的朋友康叔叔。康叔叔是胃癌，已经有几年的时间了，再见时是在病房。康叔叔病情到何种程度我不是很清楚，但每每去看他的时候，总是看到他眉头紧缩，在忍受巨大的疼痛。我问过康叔叔家人是怎么治疗疼痛的，他们说医生只在痛得实在无法忍受的时候给打杜冷丁，并且杜冷丁也不能每天注射很多次。我从网上和医生处了解到的有限的癌痛治疗方案里，似乎杜冷丁并不被作为推荐疗法，这我也跟康叔叔家人提到过。但奈何患者对于主治医生一定会更信任一些，我的建议并没有被重视。直到一天突然听到叔叔已经陷入昏迷。据说是因为实在无法忍受疼痛，趁人不注意从病床上用力用头砸向地面以此来结束自己的生命。这该是多么剧烈的疼痛让他有勇气用如此惨烈的手段来走向死亡。癌痛治疗不被很多患者和患者家属重视，同时很多非疼痛科的医生也没有足够的重视。很多二级医院甚至是没有设疼痛科的，一些医生对于疼痛治疗的专业知识非常有限。患

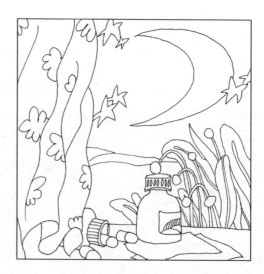

者不得不承受着常人难以承受的痛苦，毫无生活质量可言。

说回母亲，母亲最后的那一个月的时间还是会痛，并且疾病本身也带来了除了疼痛以外的各种不适。在使用各种口服和外用贴剂控制疼痛效果不理想的时候，我听了谢主任的建议，给母亲用上了吗啡。不能说母亲是毫无痛苦地离开的，但相对于病房里那些没有进行疼痛治疗的患者，母亲那最后一个月更平静，甚至在偶尔身体舒服一点的时候会起身跟我和父亲说说话，也会在最后昏迷阶段偶尔清醒的时候告诉我她爱我。这是我和父亲能够接受的母亲离去的方式，我想也是母亲想要的除了安乐死外最好的方式。

3 年过去了，每每回想起那些难熬的日子，我都有各种各样的后悔和遗憾。后悔为什么没有早点发现母亲的病，没有机会留住母亲。遗憾在母亲的最后阶段没办法给予母亲心理上更多的关怀，和她一起去面对死亡。对于死亡，母亲一定也是恐惧的吧。但唯一一点，对于母亲在治疗癌痛上所做的决定和努力，是我到现在想起来都有所安慰的。希望每一个患者家属都能重视癌痛的治疗，让患者在和病魔抗争的同时少一些痛苦。希望更多的医生对于癌痛的规范化治疗多关注一点，让患者在治疗癌痛时有一条正确的路可以选择。

（患者家属：邢楠）